基础医学与临床护理一体化融合教学改革系列教材

围手术期护理

PERIOPERATIVE NURSING

主　编 周淑萍
主　审 叶国英
副主编 韩慧慧
编　者（以姓氏笔画为序）
孙慧芳（宁波卫生职业技术学院）
李　顺（浙江大学第二附属医院）
陈　群（宁波卫生职业技术学院）
周淑萍（宁波卫生职业技术学院）
赵妙惠（宁波市医疗中心李惠利医院）
柴琼霞（宁波市医疗中心李惠利医院）
韩慧慧（宁波卫生职业技术学院）

ZHEJIANG UNIVERSITY PRESS
浙江大学出版社

图书在版编目(CIP)数据

围手术期护理/周淑萍主编. —杭州：浙江大学出版社，2017.2

ISBN 978-7-308-16171-8

Ⅰ.①围… Ⅱ.①周… Ⅲ.①围手术期—护理 Ⅳ.①R473.6

中国版本图书馆 CIP 数据核字（2016）第 210246 号

围手术期护理

周淑萍 主编

丛书策划 孙秀丽
责任编辑
责任校对 何　瑜
封面设计 俞亚彤
出版发行 浙江大学出版社
（杭州市天目山路 148 号　邮政编码 310007）
（网址：http://www.zjupress.com）
排　　版 杭州中大图文设计有限公司
印　　刷 杭州日报报业集团盛元印务有限公司
开　　本 787mm×1092mm　1/16
印　　张 10
字　　数 237 千
版 印 次 2017 年 2 月第 1 版　2017 年 2 月第 1 次印刷
书　　号 ISBN 978-7-308-16171-8
定　　价 29.00 元

浙江大学出版社发行中心联系方式：0571—88925591；http://zjdxcbs.tmall.com

前　言

根据《国家中长期教育改革和发展规划纲要(2010—2020 年)》《教育部关于“十二五”职业教育教材建设的若干意见》等文件精神，在第三代医学教育改革背景下，高等护理职业教育必须以医院临床护理实践工作需要为中心，以就业为导向，以岗位任务引领教学实践，尽快将岗位职业能力要求反映到教学中，才能培养出临床护理岗位所需要的合格人才。宁波卫生职业技术学院根据医学整合趋势，借鉴国际护理教学理念，探索按“人体系统”来设置课程体系，将基础医学课程与临床护理课程进行纵向一体化融合，即将人体解剖学、组织胚胎学、生理学、药理学等基础医学课程与内科护理、外科护理、妇产科护理、五官科护理、传染病护理等临床护理课程进行优化整合、有机重组，开发了 13 门以岗位胜任力为基础的一体化融合课程。通过淡化学科意识，加强基础医学课程与临床护理课程的联系，培养学生的整体思维能力，让其学有所用。我们相信，这将在培养高素质技能型护理专业人才中发挥重要的作用。

《围手术期护理》是教学改革系列教材之一。为适应护理课程改革需要，提高编写质量，内容更贴近临床护理实践，我们邀请临床一线护理专家共同参与了编写工作。本教材具有以下主要特点：

1. 以岗位胜任为导向，以整体护理为方向，以护理程序为框架，依据护理的“工作任务与职业能力分析”，围绕护士执业考试的大纲选择内容，按照护理工作过程的逻辑顺序(即护理评估，护理诊断，护理目标，护理措施，护理评价)组织编写内容，使理论与实践统一，课堂教学、实践教学等各环节与临床护理实际需求相对接。

2. 充分考虑高职学生特点，每一章均有学习目标、情景导入、练习与思考等栏目，有助于学生对知识的理解、运用和迁移，培养学生分析问题和解决问题的能力。

3. 紧跟医学科学的发展，吸收了护理学发展的最新成果，更新或增加了实际工作中的新理论、新技术。

本教材是我们改革护理专业教学内容的一种尝试。在编写过程中，参考了许多基础医学和护理学方面的相关参考书，在此表示衷心感谢！由于编者水平有限，在内容编排取舍以及文字上一定存在欠妥甚至错误之处，敬请读者批评指正。

周淑萍

2017 年 1 月

目　　录

第一章　麻醉患者的护理

学习目标

1. 掌握普鲁卡因、利多卡因、丁卡因的作用特点、临床应用；麻醉中或麻醉后常见的并发症的预防及应急处理；全麻中或全麻后常见的并发症和预防应急处理的方法。
2. 熟悉乙醚、硫喷妥钠的作用特点；麻醉前准备项目及其意义。
3. 了解全身麻醉药的概念、分类、常用药物以及复合麻醉的概念，局麻药的给药方法；局麻、腰麻、硬麻、全麻的概念、方法、适应证、禁忌证、操作要点。
4. 能根据不同局麻要求，合理选择局麻药物；能对全麻药、局麻药在应用过程出现的不良反应进行用药护理；能独立完成麻醉前的准备工作；能对各种麻醉中或麻醉后出现的常见并发症进行预防和处理；能配合麻醉师进行意外处理及救治；培养用药护理工作中仔细认真、善于观察的工作态度。

麻醉(anesthesia)是指用药物或其他方法使患者的整体或局部暂时失去感觉，以达到无痛的目的，为手术治疗或其他医疗检查治疗提供条件。根据麻醉作用部位和所用药物的不同，临床麻醉分为局部麻醉(local anesthesia)、椎管内麻醉(intraspincal anesthesia)和全身麻醉(general anesthesia)三类。

随着现代护理与麻醉学科的不断发展，医疗设备的日趋增加，麻醉药品的不断更新，对围手术期的护理工作也提出了更高的要求。

第一节　麻醉药物

【全身麻醉药】

全身麻醉药(general anesthetics)简称全麻药，是一类能引起中枢神经系统广泛抑制，导致意识、感觉，特别是痛觉暂时消失的药物。临床用于消除疼痛和松弛骨骼肌，辅助进行外科手术。全身麻醉药的作用机制，至今尚未完全阐明。除氧化亚氮外，绝大多数的全身麻醉药都与γ-氨基丁酸(GABA)受体上的一些特殊位点结合，提高GABA受体对GABA的敏感性，增加Cl^-通道开放，引起神经细胞膜的超极化，产生中枢抑制作用。根据给药途径的不同，全身麻醉药可分为吸入麻醉药和静脉麻醉药。

(一)吸入麻醉药

吸入麻醉药(inhalation anesthetics)多指一些化学性质稳定的挥发性液体或气体状的药

物，经肺吸入后，发挥全身麻醉作用。目前吸入性麻醉药中，除氧化亚氮仍在临床广泛使用外，乙醚、氟烷等因麻醉效价低已基本不用，多被含氟的挥发性液体麻醉药所替代，如异氟烷、恩氟烷、地氟烷及七氟烷等。

吸入麻醉药对患者麻醉的深度，以往都是根据乙醚麻醉作用的特点划分为四期（即镇痛期、兴奋期、外科麻醉期和延髓麻醉期）。但由于目前常用的一些非乙醚类麻醉药作用发生都比较迅速，加之呼吸机的广泛应用以及联合使用麻醉辅助药和静脉麻醉药，使四期的麻醉分期很难区分。目前临床上对麻醉深度主要依据患者的血压、呼吸、对疼痛刺激的反应以及反射的情况、瞳孔的变化、肌肉张力等来评判。

由于吸入麻醉药都是经肺泡吸收入血再到达脑组织，因此，它们在肺泡中的浓度就决定了麻醉的深浅和快慢。一般常以最小肺泡浓度（minimal alveolar concentration，MAC）来反映吸入麻醉药的作用强度。MAC 是指在一个大气压下，使 50％的个体痛觉消失的肺泡中麻醉药的最小肺泡浓度（V/V，％）。各种吸入麻醉药的 MAC 均为一个恒定值，MAC 越小，麻醉效价越高。常用药物如下：

1. 麻醉乙醚（anesthetic aether）　为无色澄明易挥发的液体，有特异臭味，易燃易爆，并易氧化生成过氧化物及乙醛，使毒性增加。麻醉浓度的乙醚作用特点为：① 对呼吸功能和血压影响不大；② 对心、肝、肾的毒性较小；③ 有箭毒样作用，所以对肌肉的松弛作用也较好。但由于该药的诱导期和苏醒期较长，易发生意外，现已少用。

2. 氟烷（halothane）　为无色透明液体，不燃不爆，化学性质不稳定。该药麻醉作用强，诱导期短，苏醒快，但肌肉松弛和镇痛作用较弱，现也已少用。主要不良反应为：① 使脑血管扩张，颅内压升高；② 增加心肌对儿茶酚胺的敏感性，诱发心律失常；③ 反复应用，偶可致肝炎或肝坏死；④ 可使子宫肌松弛，导致产后出血，故禁用于难产或剖腹产患者。

3. 恩氟烷（enflurane）**和异氟烷**（isoflurane）　恩氟烷及异氟烷是同分异构物，与氟烷相比，最小肺泡浓度（MAC）稍大，故麻醉诱导平稳、迅速和舒适，苏醒也快，肌肉松弛良好，并且不增加心肌对儿茶酚胺的敏感性，反复使用无明显不良反应，偶有恶心、呕吐，是目前较为常用的吸入性麻醉药之一。

4. 氧化亚氮（nitrous oxide，**笑气**）　氧化亚氮为无色、味甜、无刺激性的液态气体，性质稳定，不燃不爆。MAC 值超过 100，故麻醉效能很低，但血/气分布系数低，诱导期短，所以常需与其他麻醉药配伍才能达到满意的麻醉效果，主要用于诱导麻醉或与其他全身麻醉药配伍使用。该药用于麻醉时，患者感觉舒适、愉快，镇痛作用强，停药后苏醒较快，对呼吸和肝、肾功能没有不良影响，但对心肌略有抑制作用。

（二）静脉麻醉药

静脉麻醉药是指经静脉注入而产生全麻作用的药物。与吸入性麻醉药相比，静脉麻醉药起效快，对呼吸、循环系统没有明显影响，术后并发症也较少。但静脉麻醉药需在体内代谢后才失效，所以其可控性不如吸入性麻醉药。

1. 硫喷妥钠（pentothal sodium）　为超短时作用的巴比妥类药物。其脂溶性高，静脉注射后几秒钟即可进入脑组织，迅速产生麻醉作用，几乎没有兴奋期。但由于该药在体内迅速重新分布（从脑组织迅速转运到肌肉和脂肪等组织），因而作用维持时间短，脑中 $t_{1/2}$ 仅 5min。另外，该药的镇痛效果差，肌肉松弛也不完全，临床主要用于诱导麻醉、基础麻醉以及脓肿的切开引流、骨折或脱臼的闭合复位等短时手术。该药的主要不良反应是对呼吸中枢有明显抑制作用，新生儿、婴幼儿最易受抑制，所以禁止使用。另外，该药还易诱发喉头和支气管痉挛，所以支气管哮喘者也禁用。

2. 氯胺酮(ketamine)　氯胺酮能阻断痛觉冲动向丘脑和新皮层传导，同时又能兴奋脑干及边缘系统，可引起意识模糊，短暂性记忆缺失，达到满意的镇痛效应。但因意识并未完全消失，常伴有梦幻、肌张力增加、血压上升等现象，所以又称分离麻醉(dissociation anaesthesia)。该药在静脉麻醉药中是唯一具有明显的镇痛作用(其中，对体表镇痛明显，内脏镇痛较差，但诱导迅速)的药物，虽然有梦幻、谵妄、狂躁、呼吸抑制等不良反应，但因具有较强的镇痛作用和对呼吸、循环抑制较轻等特点，仍不失为较好的静脉麻醉药。临床主要用于短时的体表小手术，如烧伤清创、切痂、植皮等。

3. 依托米酯(etomidate)　依托米酯对呼吸、循环的抑制比硫喷妥钠轻，麻醉作用比硫喷妥钠强，但不良反应较多(如注射部位疼痛、肌震颤、阵挛、抑制肾上腺皮质功能等)，一般用于全麻诱导，尤其适合心功能较差的患者。

4. 丙泊酚(propofol)　丙泊酚通过激活 GABA 受体-氯离子复合物发挥镇静催眠作用。使用临床剂量时，丙泊酚增加氯离子传导，大剂量时使 GABA 受体脱敏感，从而抑制中枢神经系统，产生镇静、催眠效应，其麻醉效价是硫喷妥钠的 1.8 倍。起效快，作用时间短，以 2.5mg/kg 静脉注射时，起效时间为 30～60s，维持时间 10min 左右，苏醒迅速。其适用于静脉全麻诱导药、“全静脉麻醉”的组成部分或麻醉辅助药。

用药期间，应保持呼吸道畅通备有人工通气和供氧设备，患者全身麻醉后必须保证完全苏醒后方能出院；癫痫患者使用丙泊酚可能有惊厥的危险；对于呼吸道或循环血流量减少及衰弱的患者使用丙泊酚注射液，应与其他麻醉药一样谨慎。丙泊酚注射液与其他可能会引起心动过缓的药物合用时，应该考虑静脉给予抗胆碱能药物。脂肪代谢紊乱或必须谨慎使用脂肪乳剂的患者使用丙泊酚注射液应谨慎。使用丙泊酚注射液前应该摇匀，输注过程不得使用串联有终端过滤器的输液装置，使用后的丙泊酚注射液所余无论多少，均应该丢弃，不得重用。

(三)复合麻醉

复合麻醉是指同时或先后应用两种以上麻醉药物或其他辅助药物，以达到完善的手术中和术后镇痛及满意的外科手术条件等目的。

1. 麻醉前给药(premedication)　指患者进入手术室前应用的药物。手术前夜常用苯巴比妥或地西泮使患者消除紧张情绪。次晨再服地西泮，使患者短暂缺失记忆。另外，还可注射阿片类镇痛药和阿托品，以增强麻醉效果，防止唾液、支气管分泌物所致的吸入性肺炎和反射性心律失常。

2. 基础麻醉(basal anesthesia)　指进入手术室前给予较大剂量的催眠药，如巴比妥类等，使患者达到深睡状态，在此基础上进行麻醉，可使药量减少，麻醉平稳，常用于小儿。

3. 诱导麻醉(induction of anesthesia)　指手术前首先使用诱导期短的硫喷妥钠或氧化亚氮，使患者迅速进入外科麻醉期，避免诱导期的不良反应，然后再改用其他麻醉药维持。

4. 合用肌松药　指在麻醉同时注射琥珀胆碱或筒箭毒碱类药物，以满足手术时肌肉松弛的要求。

5. 低温麻醉(hypothermal anesthesia)　指合用氯丙嗪等药物，并配合物理降温，使患者的体温降低至 28～30℃，以降低心、脑等生命器官的耗氧量，便于截止血流，进行心脏直视手术。

6. 神经地西泮镇痛术(neuroleptanalgesia)　指静脉注射按 50∶1 制成的氟哌利多及芬太尼合剂，使患者意识迷糊，自主动作停止，痛觉消失，以便开展外科小手术。如同时加用氧化亚氮及肌松药则可达到满意的外科麻醉效果，又称为神经地西泮麻醉。

【局部麻醉药】

局部麻醉药(local anesthetics)是一类局部作用于神经干或神经末梢，能完全、可逆性地阻断神经冲动的产生和传导，在意识清醒的状态下，使局部感觉尤其是痛觉消失的药物，简称局麻药。局麻药根据化学结构可分两类：① 酯类：如普鲁卡因、丁卡因等。这类麻醉药毒性相对大，治疗指数低，变态反应多，主要由胆碱酯酶代谢。② 酰胺类：如利多卡因、丁哌卡因等。这类麻醉药治疗指数较大，不良反应较少，主要由肝药酶代谢。

(一)基本药理作用

局麻药对任何神经都有阻断作用，使其兴奋阈升高、动作电位降低、传导速度减慢、不应期延长直至完全丧失兴奋性和传导性。其阻断的顺序依次为：痛觉—冷觉—温觉—触觉—压觉，最终导致运动麻痹。神经细胞产生动作电位是由于神经受刺激时，膜通透性发生改变，使 Na^+ 内流和 K^+ 外流而引起。目前认为局麻药的作用机制就是因为局麻药两端带正电荷的胺基可与神经细胞膜钠通道内侧磷脂分子中带负电荷的磷酸基联成横桥，从而阻断了钠通道，致使 Na^+ 不能内流，神经传导受阻而产生局麻作用。由于局麻药并不影响神经细胞浆内的物质代谢，所以局麻药的作用是可逆的。

(二)常用局麻药

1. 普鲁卡因(procaine，**奴佛卡因**)　为短效、酯类局麻药的代表药，是临床最常用的局麻药。

(1)作用与应用

1) 局部麻醉：具有起效快、维持时间短、毒性小、穿透力弱等特点，适用于除表面麻醉外的其他各种麻醉。

2)局部封闭：浸润注射病灶周围，可缓解炎症或损伤部位的疼痛。也常作为去甲肾上腺素、多巴胺、抗恶性肿瘤药等药液漏出血管外的救治用药。

(2)不良反应和用药注意事项　毒性较低，偶致过敏反应。用药前需做过敏试验。

2. 丁卡因(tetracaine，**地卡因**，dicaine)　为酯类、长效、强效局麻药。具有局麻作用强、毒性大、黏膜穿透力强等特点，主要用于表面麻醉，也适用于传导麻醉、腰麻及硬膜外麻醉，但不用于浸润麻醉。与普鲁卡因存在交叉过敏。禁与碱性药物合用。

3. 利多卡因(lidocaine，**赛罗卡因**，xylocaine)　是酰胺类局麻药，目前临床应用广泛。

(1)作用与应用

1)局麻作用：与普鲁卡因相比具有局麻作用强、起效快、作用维持时间较长、黏膜穿透力强等特点。可用于各种麻醉，有“全能局麻药”之称。但由于其弥散力强，腰麻时要注意患者的体位、药物的剂量和用药部位的把握，故腰麻时应慎重。对普鲁卡因过敏者可改用利多卡因。

2)抗心律失常:适用于快速型室性心律失常。

(2)不良反应及应用注意事项　毒性与普鲁卡因相似或略强,中毒反应来势凶猛,用量过大可致惊厥和心脏骤停,反复应用可产生快速耐受性。肝功能严重不良、严重房室传导阻滞、有癫痫大发作史者禁用。

4. 丁哌卡因(bupivacaine,**麻卡因** marcaine)　是酰胺类局麻药,化学结构与利多卡因相似,局麻作用较利多卡因强 45 倍,作用维持时间长达 5～10h,属于长效、强效局麻药。因其穿透力弱,适用于除表面麻醉外的其他麻醉,特别适合分娩期和手术后患者预留导管输入药液止痛。其心脏毒性强,且治疗困难,应予以警惕。

5. 罗哌卡因(ropivacaine)　化学结构类似于丁哌卡因,阻断痛觉的作用较强,对运动神经的作用较弱,作用时间短。对心肌毒性比丁哌卡因小,有明显的收缩血管作用,使用时无须加入肾上腺素。适用于浸润麻醉、硬膜外麻醉。由于其对子宫和胎盘的血流影响几乎无影响,故适用于产科手术麻醉。

6. 依替卡因(etidocaine)　酰胺类局麻药,为利多卡因的衍生物。作用时间比丁哌卡因长,起效迅速,对运动神经阻滞较感觉神经更为显著。适用于浸润麻醉、阻滞麻醉及硬麻外麻醉。

常见局麻药的比较见表 1-1。

表 1-1　常用局麻药作用比较

药物	起效时间	局麻作用(比科学管理值)	毒性(比值)	维持时间	主要应用	主要不良反应
普鲁卡因	快	1	1	30～45min	除表面麻醉外	过敏反应
丁卡因	快	10	10	2～3h	除浸润麻醉外	过敏、呼吸、循环抑制
利多卡因	快	2	2	1～2h	除腰麻外	惊厥、心脏毒性、耐受性
丁哌卡因	中等	10	5	5～10h	除表面麻醉外	心脏毒性

(三)不良反应及用药注意事项

1. 吸收作用　从给药部位吸收后或直接进入血液循环后引起的全身作用,实际上是局麻药的不良反应。

(1)中枢神经系统　局麻药吸收入血后,可对中枢神经系统产生先兴奋、后抑制的作用,初期表现为眩晕、惊恐不安、多言、震颤和焦虑,甚至发生神志错乱和阵挛性惊厥。中枢过度兴奋后,又可转为抑制,导致昏迷和呼吸衰竭。其中以普鲁卡因最为常见, 因此临床常选用对中枢神经系统影响较小的利多卡因代替。若发生惊厥,可静脉注射地西泮对抗。

(2)心血管系统　局麻药吸收入血后,可直接抑制心脏,使血管平滑肌松弛等。开始时血压上升、心率加快,这是中枢兴奋的结果;以后则可表现为心率减慢、传导阻滞,直至心脏停搏、血压下降等。由于心肌对局麻药的耐受性较高,中毒后最常见呼吸首先停止,故宜采用人工呼吸进行抢救。因蛛网膜下隙与颅腔相通,药液易扩散至脑组织,故腰麻时常可出现头痛或脑膜刺激反应;而硬膜外腔因终止于枕骨大孔,不与颅腔相通,药液一般不会扩散至脑组织,故无上述反应。但由于硬膜外麻醉用药量较腰麻要大 5～10 倍,若万一误入蛛网膜下隙,则可引起严重的毒性反应,应特别留意。

2. 变态反应 发生率极低，多由酯类局麻药引起。常见皮疹、哮喘、血压下降等，重者出现过敏性休克。用药前需做皮试，必要时改用酰胺类局麻药。

为了减少局麻药的不良反应，应用过程中可合用少量的肾上腺素（AD）来延缓吸收，防止中毒，同时延长局麻药的作用时间。但肢体末端手术及有 AD 禁忌证者避免合用 AD。腰麻或硬膜外麻醉引起的低血压，宜用作用温和而持久的麻黄碱升压。小儿、孕妇、肝功能不良者应适当减量。

（四）药物相互作用

因局麻药均为弱酸性，避免与碱性药合用，以免发生中和反应，降低疗效。酯类局麻药会降低磺胺药疗效，增强洋地黄类药物毒性，不宜合用。普鲁卡因、利多卡因与琥珀胆碱合用时会增强琥珀胆碱的肌松作用，合用时琥珀胆碱应适当减量。

第二节 麻醉前患者的护理

DAORU QINGJING

导入情景

情景描述：

患者，女性，50 岁，2 个月前开始出现上腹部不适、疼痛、食欲减退，有反酸、嗳气，服抗酸药无明显好转。经胃镜检查确诊为“胃癌”，在全麻下行“胃癌根治术”。

若你是责任护士，请问：

1. 该患者麻醉前的准备有哪些？

2. 可能会发生哪些护理问题？与什么原因有关？

做好麻醉前病情评估，参与麻醉前准备，消除手术和某些诊疗操作时的疼痛和不适，减少手术等引起的不良反应并减轻应激反应，提供良好的手术或操作条件，有利于保障患者在围手术期的安全和防治并发症的发生。

【护理评估】

（一）健康史

详细了解患者的既往疾病史，特别是与麻醉有关的疾病如高血压、冠心病、脑血管疾病、哮喘等及相应的治疗情况，既往麻醉史和手术史、药物过敏史及使用情况（如心血管药、抗凝药、类固醇及精神类药等）、吸烟史、饮酒史等。

（二）身体状况

了解患者的全身状况，观察有无发育不全、营养障碍、贫血、脱水、浮肿、发热等，了解近期体重变化，明确心、肺、肝、肾等重要脏器功能状况，检查脊柱有无畸形或病变，穿刺部位有无感染，下颌关节和脊柱的活动度，检查牙齿有无缺损、修补、松动及义齿，了解麻醉方法，应用的麻醉药和剂量，了解是否需要特殊的麻醉技术（如低温、控制性降压等），了解拟实施的手术部位、手术难易程度、出血程度、手术时间长短和手术危险程度等。

美国麻醉医师协会(American Society of Anesthesiologists，ASA)在麻醉前根据患者体质状况和对手术危险性分为六级，对病情的判断有重要参考价值(表 1-2)。一般认为，Ⅰ～Ⅱ级患者麻醉和手术耐受力良好，麻醉经过平稳，风险较小。Ⅲ级患者麻醉有一定危险，麻醉前准备要充分，对麻醉期间可能发生的并发症要采取有效措施，积极预防。Ⅳ级患者麻醉危险性极大，即使术前准备充分，围手术期死亡率仍很高。Ⅴ级为濒死患者，麻醉和手术都异常危险，不宜行择期手术。

表 1-2　ASA 病情分级和围手术期死亡率

分级	标　　准	死亡率(%)
Ⅰ级	体格健康，发育营养良好，各器官功能正常	0.06～0.08
Ⅱ级	除外科疾病外，有轻度并存病，功能代偿健全	0.27～0.40
Ⅲ级	并存病严重，体力活动受限，但尚能应付日常活动	1.82～4.30
Ⅳ级	并存病严重，丧失日常活动能力，经常面临生命威胁	7.80～23.0
Ⅴ级	无论手术与否，生命难以维持 24h 的濒死患者	9.40～50.7
Ⅵ级	确证为脑死亡，其器官拟用于器官移植手术	

* 急诊病例在相应 ASA 分级后加注“急”或“E”(emergency)，表示风险较择期手术增加。

(三)辅助检查

1. 实验室检查　血、尿、便常规，出、凝血时间，血液电解质，肝、肾功能，血气分析等。

2. 心电图检查、胸部 X 线检查。

3. 选择性的针对疾病的特殊项目检查。

(四)心理-社会状况

了解患者是否紧张和焦虑，患者及家属对疾病、麻醉、手术的认知度。评估患者的精神状态及其合作程度，患者及其家属对麻醉和手术的顾虑和经济状况以及家庭社会的支持系统的关心度等，并进行相应的解释和心理护理。

【常见护理诊断/问题】

1. 焦虑或恐惧　与不了解疾病性质，缺乏手术和麻醉的相关知识，担忧麻醉效果、安全性、并发症及经济负担、疾病预后有关。

2. 知识缺乏　缺乏麻醉有关方面的知识，缺乏麻醉配合的知识。

3. 有呼吸、循环功能异常的危险　与心肺疾病或麻醉药物不良反应有关。

【护理目标】

1. 患者焦虑或恐惧症状减轻，使其放松思想，解除恐惧心理。

2. 患者心理状态得到改善，能在良好的心理状态下接受麻醉和手术，安全渡过手术期。

3. 患者能复述麻醉配合与护理的知识。

【护理措施】

(一)患者的准备

1. 心理护理　由于麻醉和手术都是有风险的治疗方法，患者必然对其安全性和可能出现的一些并发症感到紧张、焦虑甚至恐惧,术前应针对性地以关心和鼓励的方法消除其思想顾虑和焦虑心情;必要时可酌情解释麻醉方法、可能发生的不适感及如何配合等;耐心听取和解答患者提出的问题,对于过度紧张而难以自控者,应辅以药物治疗。

2. 胃肠道准备 择期手术前应常规排空胃,以避免麻醉手术间发生胃内容物的反流、呕吐而导致的窒息或吸入性肺炎。正常人的胃排空时间为4～6h,但在情绪激动、恐惧、焦虑、创伤或疼痛等情况下会显著延长胃排空时间,因此,成人择期手术前一般常规禁食8～12h,禁饮4h,以保证胃排空。小儿术前应禁食(奶)4～8h,禁水2～3h。急症手术患者也应充分考虑胃排空问题,必须全麻者,行清醒气管内插管,以免发生呕吐和误吸。

3. 口腔卫生准备和护理 麻醉后上呼吸道的一般细菌容易被带入下呼吸道,在术后抵抗力低下的情况下,可能引起肺部感染等并发症。因此,对有龋齿松动或牙周炎者,术前需经口腔科诊治,有活动义齿者进入手术室前应摘下,以防麻醉时脱落,造成误吸入气管或食管内嵌顿。

(二)麻醉物品的准备

为使麻醉和手术能安全顺利地进行,防止意外事件,无论采用何种麻醉方法术前都应事先准备好各项麻醉用物。①麻醉器械和仪器准备,包括氧气、麻醉机、监测仪器、听诊器、吸引器、吸引管、牙垫、喉镜、光源、不同型号气管导管、导丝、通气道、面罩;钠石灰罐内是否装有钠石灰,该钠石灰是否有效等。保证各种物品性能完好,且随手可取,避免遗漏。②麻醉药品与急救药品准备是否充分齐全,已备好的各种药品标签是否贴牢且明确,急用时是否随手可取。③ 输血输液准备,中等以上手术术前应检查患者的血型,准备一定数量的血液制品,做好交叉配血试验。

(三)麻醉前用药

1. 麻醉前用药目的 ①镇静和催眠:消除患者对手术的恐惧、紧张、焦虑情绪,使患者情绪稳定、配合麻醉;②镇痛:提高患者的痛阈,增强麻醉效果,减少麻药用量,缓解术前和麻醉操作引起的疼痛,预防和减少某些麻醉药的不良反应;③抑制腺体分泌:减少呼吸道分泌物,维持呼吸道通畅;④消除或避免不利的神经反射:降低基础代谢和神经反射的应激性,调节自主神经功能,特别是迷走神经引起的反射和限制交感肾上腺系统的反应,缓和或解除术前的疼痛,从而使麻醉过程平稳。

2. 麻醉前常用药物(表1-3) 麻醉前用药的原则与方法是,根据病情、年龄及麻醉方法来选择药物种类、剂量、用药途径与用药时间。根据医嘱,一般多在术前30～60min应用。

表1-3 常用麻醉前药物

药物种类	药　名	作　用	用法和用量(成年人)
镇静药	地西泮 咪达唑仑	镇静,催眠,抗焦虑和抗惊厥	肌内注射 5～10mg 肌内注射 0.04～0.08mg/kg
催眠药	苯巴比妥	镇静,催眠和抗惊厥	肌内注射 0.1～0.2g
镇痛药	吗啡 哌替啶	镇痛和镇静	肌内注射 0.1mg/kg 肌内注射 1mg/kg
抗胆碱药	阿托品 东莨菪碱	抑制腺体分泌,解除平滑肌痉挛和迷走神经兴奋	肌内注射 0.01～0.02mg/kg 肌内注射 0.2～0.6mg

【护理评价】

1. 患者焦虑或恐惧症状是否减轻,使其放松思想,解除恐惧心理。

2. 患者心理状态是否得到改善,能在良好的心理状态下接受麻醉和手术,安全渡过手术期。

3. 患者是否能复述麻醉配合与护理的知识。

第三节 局部麻醉患者的护理

DAORU QINGJING

导入情景

情景描述:

患者,男性,32岁。在局部浸润麻醉下行"右上臂脂肪瘤切除术",局部注入利多卡因500mg。注药后约10min,患者出现头晕、恶心、四肢抽搐、惊厥,继而出现呼吸困难、血压下降、心率减慢。

若你是责任护士,请问:

1. 该患者目前主要出现了什么问题?

2. 发生该问题的原因有哪些?如何进行护理?

局部麻醉简称局麻,又称部位麻醉,是指在患者神志清醒状态下,将局麻药应用于身体局部,使机体某一部分的感觉神经传导功能暂时被阻断,运动神经传导保持完好或同时有程度不等的被阻滞状态。这种阻滞应完全可逆,不产生任何组织损害。广义的局部麻醉还包括椎管内麻醉,但由于后者有其特殊性,故习惯于将其作为单独的麻醉方法。局部麻醉的优点在于简便易行、安全、患者清醒、并发症少和对患者生理功能影响较小。常用的局部麻醉方法有表面麻醉、局部浸润麻醉、区域阻滞麻醉、神经干及神经丛阻滞麻醉。

【常用局部麻醉方法】

1. 表面麻醉(surface anesthesia) 将穿透力强的局麻药与局部黏膜表面接触,穿透黏膜作用于黏膜下神经末梢而产生局部麻醉作用的方法,称为表面麻醉。眼、鼻、咽喉和尿道等处的浅表手术或内镜检查时常用此法。根据作用部位的不同,表面麻醉有多种给药方法,如眼部用滴入法,鼻腔用涂敷法,咽喉、气管用喷雾法,尿道用灌入法。临床上最常用的表面麻醉药有0.5%～1%丁卡因和2%～4%利多卡因。

2. 局部浸润麻醉(local infiltration anesthesia) 将局麻药注射于手术区的组织内,阻滞神经末梢而达到麻醉作用的方法,称为局部浸润麻醉。局部浸润麻醉主要用于体表短小手术、有创伤性的检查及治疗术。浸润麻醉的优点是麻醉效果好,对机体的正常功能无影响。缺点是用量较大,麻醉区域较小,在做较大的手术时,因所需药量较大而易产生全身毒性反应。根据需要可在药液中加用肾上腺素(2.5μg/ml),可减缓局麻药的吸收,延长作用时间。

所用药物应根据手术时间选用：①短时效药选 0.5%～1%普鲁卡因，是最常用的局麻药；②中等时效药选 0.25%～0.5%利多卡因；③长时效药选 0.2%～0.25%丁哌卡因。

3. 区域阻滞麻醉(regional block anesthesia)　围绕手术四周和底部注射局麻药，以阻滞进入手术区的神经干和神经纤维的传导，使该手术区产生麻醉作用的方法，称为区域阻滞麻醉。囊肿切除、局部肿物切除术、腹股沟疝修补术等短小手术麻醉常用此法。其优点在于避免穿刺病理组织，手术区局部解剖清楚。用药同局部浸润麻醉。

4. 神经干及神经丛阻滞麻醉(nerve plexus block anesthesia)　将局麻药注射至神经干、神经丛或神经节的周围，暂时阻断神经的传导功能，使受该神经支配的区域产生麻醉作用的方法，称神经干(丛)阻滞麻醉。常见的有颈丛、臂丛、肋间、指(趾)神经阻滞等。

【护理评估】

(一)健康史

1. 了解目前患者的病情、意识状态、有无高血压、心脏病等治疗情况、局麻部位的皮肤情况。

2. 患者的心理状态、合作程度、对局麻药知识的认知程度。

3. 了解患者既往麻醉和手术史、既往是否使用过局麻药、有无不良反应、过敏反应及反应的程度。

(二)身体状况

1. 毒性反应　局麻药吸收入血液后，当血药浓度超过一定阈值时，就会发生局麻药的全身毒性反应，严重者可致死。其程度和血药浓度有直接关系。引起毒性反应的常见原因有：①一次用量超过患者的耐量；②误注入血管内；③注药部位血供丰富，未酌情减量，或局麻药药液内未加肾上腺素；④患者体质差对局麻药耐受力低或有严重肝功能受损；⑤药物间相互影响使毒性增高，如普鲁卡因和琥珀胆碱都由血内同一种酶分解，两者同时使用，普鲁卡因的分解减少容易中毒。用小量局麻药即出现毒性反应症状者，称为高敏反应(hypersusceptibility)。局麻药毒性反应的发生有较大的个体差异，轻者只感觉到有些不适，如头晕、耳鸣、舌头麻木等，一般不需要特别处理；严重者可发生抽搐、惊厥甚至呼吸心跳停止而致死。

2. 过敏反应　临床上酯类局麻药过敏者较多，酰胺类极罕见。表现为在使用少量局麻药后，出现荨麻疹、咽喉水肿、支气管痉挛、低血压和血管神经性水肿，严重时可危及患者生命。

【常见护理诊断/问题】

1. 心排出量减少　与局麻药中毒或过敏反应等因素有关。

2. 低效性呼吸型态　与局麻药中毒或过敏反应等因素有关。

3. 焦虑　与担心麻醉及手术安全性等有关。

4. 潜在并发症　局麻药毒性反应及过敏反应。

【护理目标】

1. 患者焦虑或恐惧、疼痛缓解。

2. 患者过敏反应、毒性反应发生的危险性减少。

3. 患者生命体征平稳，无休克、呼吸困难发生。

【护理措施】

(一)局麻前护理

1. 饮食　小手术不必禁饮食；估计手术范围较大者，按常规禁食禁饮。

2. 术前用药　常规应用苯巴妥钠；中等以上手术需加用哌替啶；门诊手术患者不宜用哌替啶，以免引起头晕或回家途中发生意外。

3. 过敏试验　使用普鲁卡因、丁卡因前，需做皮肤过敏试验，皮试阴性者才能使用；阳性或有过敏史者，宜改为利多卡因或其他麻醉方法。

(二)急救处理和预防

1. 反应处理　局麻药毒性反应的处理应该快速、连续、有效，处理原则是：①一旦发现中毒反应，应立即停止用药；②面罩给氧，保持呼吸道通畅，必要时行气管内插管和人工呼吸；③轻度兴奋者，可静脉注射地西泮 0.1～0.2mg/kg；④惊厥发生时应静脉注射 2.5%硫喷妥钠 1～2mg/kg，若惊厥仍未控制，在可控制呼吸的条件下，用短效肌肉松弛药琥珀胆碱 1mg/kg静注；⑤出现循环抑制时，应快速有效地补充血容量，同时根据具体情况酌情使用血管活性药物以维持血流动力学的稳定；⑥发生心跳呼吸骤停者，应立即进行心肺复苏；⑦如发生过敏反应应首先停止用药，急救用肾上腺素 0.2～0.3mg 静注，保持呼吸道通畅并进行吸氧治疗，维持循环稳定主要靠适当补充血容量，紧急时可适当选用血管加压药如麻黄碱或间羟胺升血压，用氨茶碱或异丙肾上腺素解除支气管痉挛，同时应用糖皮质激素如地塞米松 10mg 和抗组胺药如苯海拉明 20～40mg 肌注。

2. 预防　①麻醉用药前，询问过敏史、做皮肤过敏试验；②施行局部麻醉时，在每次注药前应习惯性地回抽注射器以避免药物注入血管；③严格限量，杜绝逾量使用：普鲁卡因成人一次限量为不多于 1g，利多卡因不超过 0.4g，丁卡因不超过 0.1g，年老和体弱患者应酌减用药剂量；④麻醉前用药可选用巴比妥类、地西泮、抗组胺类药物，可预防或减轻局麻药毒性反应的发生；⑤积极纠正患者术前异常的病理生理状态，提高机体对局麻药的耐受能力，可加入微量肾上腺素以减慢吸收，但如有高血压、甲状腺功能亢进症等，不可加肾上腺素。如需使用混合局麻药，最好是长效与短效合用，这样可以减少局麻药毒性反应的发生。

(三)局麻后护理

局麻药对机体影响小，一般无须特殊护理。门诊手术患者，如果术中用药多、手术过程长应于术后休息片刻，观察无异常反应方可离院；并告之患者若有不适，即刻就诊。

【护理评价】

1. 患者焦虑或恐惧、疼痛是否缓解。

2. 患者过敏反应、毒性反应发生的危险性是否减少。

3. 患者是否生命体征平稳，无休克、呼吸困难发生。

第四节 椎管内麻醉患者的护理

DAORU QINGJING

导入情景

情景描述:

患者,女性,49 岁。在腰麻下行“子宫肌瘤切除术”后第 2 天出现头痛,自述抬头或坐起时头痛加重,平卧后减轻或消失。患者意识清醒,T 37.8℃、P87 次/min、R 20 次/min、BP 134/82mmHg。查体:瞳孔等大等圆、脑电图检查未发现异常。

若你是责任护士,请问:

1. 引起该患者头痛最可能的原因是什么?如何缓解其头痛?

2. 应采取什么措施预防其头痛的发生?

椎管内麻醉是将局麻药注入椎管内,阻滞脊神经根或脊神经的传导,使其所支配区域的感觉、运动、反射功能暂时性障碍的麻醉方法。根据药物注入椎管内不同的腔隙,可将其分为蛛网膜下隙阻滞、硬脊膜外阻滞、骶管阻滞和蛛网膜下隙与硬膜外腔联合阻滞。

【椎管内麻醉分类】

(一)蛛网膜下隙阻滞

蛛网膜下隙阻滞(subarachnoid block)是将局麻药注入蛛网膜下隙,阻滞部分脊神经的传导功能,使其所支配区域产生麻醉作用的方法,简称脊麻或腰麻。

1. 适应证 适用于 2～3h 以内的下腹部及盆腔(如阑尾切除术、疝修补术膀胱手术、子宫及附件手术等)、下肢手术(如骨折或脱臼复位术、截肢术)及肛门会阴部的手术(如肛瘘切除、痔切除术等)。

2. 禁忌证 ①中枢神经系统疾病:包括脊髓或脊神经根病变、颅内高压患者;②心血管疾病:如较重的高血压、冠心病、各种心脏病合并心力衰竭者;③急性失血性、低血容量性休克,严重贫血及其他原因引起的休克患者;④脊柱畸形,穿刺部位或四周有感染灶,明显的腰背疼痛史者;⑤腹内高压:如腹腔肿瘤、大量腹水及中期以后妊娠;⑥婴幼儿及不合作者(如精神病患者);⑦凝血功能异常者;⑧全身情况较差的老年人。

3. 麻醉方法 常用于蛛网膜下隙阻滞的局麻药有普鲁卡因、丁卡因、丁哌卡因及利多卡因。根据所给局麻药液的比重与脑脊液比重的关系,可分为重比重腰麻、轻比重腰麻和等比重腰麻。侧卧位是最常选用的体位。背部与手术台边沿相齐,头下弯、弓腰、手抱膝姿势,如此可使腰椎间隙张开有利于穿刺。两肩部及两髂部连线相互平行,并与地面垂直。首选穿刺点两髂前上棘连线与脊柱中线的交点处即为 $L_3 \sim L_4$ 脊间隙,其次为 $L_4 \sim L_5$,$L_2 \sim L_3$ 脊间隙。穿刺成功后,固定好针的位置,注药前、后应回吸,如有脑脊液回流,证明针在蛛网膜下隙无移动。在蛛网膜下隙阻滞中,如果麻醉药的配制方法和剂量已经确定,则穿刺部位、患者体位、注药速度和针口斜面方向,就成为影响麻醉平面的重要因素。注药后一般在 5～

10min之内调节体位，以获得所需麻醉平面，超过此时限，麻醉药与脊神经已充分结合，调节体位的作用就会无效。

(二)硬脊膜外腔阻滞

也称硬膜外腔阻滞(epidural block)，是将局麻药注入硬膜外腔，阻滞脊神经根，暂时使其支配区域产生麻痹的麻醉方法，简称硬麻。根据给药的方式可分为单次法和连续法，临床常用连续法，且应用广泛。根据穿刺部位可分为高位、中位、低位及骶管阻滞。

1. 适应证　主要适用于腹部及以下的手术，包括泌尿、妇产科及下肢手术。颈部、上肢及胸部手术虽可应用，但管理复杂。高位硬膜外主要用于术后镇痛或全麻复合硬膜外麻醉，以减少全麻药的用量。

2. 禁忌证　①穿刺部位感染或有菌血症可致硬膜外感染者；②脊柱明显畸形，腰背部疼痛在麻醉后可能加重者；③凝血机制障碍者；④低血容量、休克患者；⑤精神病、严重神经官能症以及小儿等不合作患者；⑥老年、体弱、高血压、心功能不全等患者慎用或不用，对呼吸困难的患者也不宜选用颈、胸段硬膜外阻滞。

3. 麻醉方法　常用于硬膜外腔阻滞的局麻药有1%～2%利多卡因、1%罗哌卡因及0.5%～0.75%丁哌卡因。若无禁忌证，为延长局麻药的作用时间，椎管内阻滞的局麻药中可添加肾上腺素(浓度不超过5μg/ml)。临床上常采用侧卧位。穿刺点应根据手术部位选定，一般取支配手术范围中央的相应棘突间隙。进入硬膜外腔后留置导管，退出穿刺针，麻醉在导管中随时注药，所以麻醉时间不受限制。注药前应先回抽，无液、无血吸出时，注入试验量3～5ml，观察5～10min，在排除误入蛛网膜下隙可能后，根据试验量后麻醉平面出现及血压变化情况决定追加剂量。

(三)骶管阻滞

将局麻药从骶裂孔注入骶管，阻滞骶神经，称骶管阻滞或骶麻，是硬膜外阻滞的一种。骶管阻滞适用于直肠、肛门会阴部手术，也用于某些泌尿外科及产科无痛分娩术。

(四)蛛网膜下隙与硬膜外阻滞联合阻滞

近年来，蛛网膜下隙与硬膜外阻滞联合阻滞(简称腰硬联合阻滞)已广泛用于下腹部和下肢的手术，并取得满意效果。腰硬联合阻滞既保留了腰麻起效快、镇痛与肌松完善的优点，也克服了单纯硬膜外阻滞所需局麻药量大，增加局麻药中毒的概率，同时能经硬膜外导管按需追加局麻药可弥补单纯腰麻胸段阻滞平面或阻滞时间不够的情况，能完成长时间手术，并且可以进行术后镇痛。

【护理评估】

1. 健康史　了解患者既往麻醉和手术史、药物过敏史、用药史等。

2. 心理状态　观察患者精神紧张、焦虑和恐惧的程度。

3. 麻醉前准备情况　了解患者是否按照要求禁饮食、是否接受麻醉前用药、麻醉部位皮肤有无感染、脊柱有无畸形。

4. 生命体征　测量体温、脉搏、呼吸、血压等，尤其注意患者有无心脏病、体液平衡失调。

【常见护理诊断/问题】

1. 心排出量减少　与麻醉作用未消失、术中失血失液等因素有关。

2. 低效性呼吸型态 与麻醉平面过高或硬膜外麻醉时，麻药误入蛛网膜下隙所致全脊椎麻醉等因素有关。

3. 焦虑 与担心麻醉及手术安全性等有关。

4. 尿潴留 与骶神经阻滞有关。

5. 头痛 与腰麻后脑脊液流失致颅内压降低等因素有关。

6. 潜在并发症 恶心呕吐、全脊髓麻醉、局麻药毒性反应、神经损伤、硬膜外血肿、硬膜外脓肿等。

【护理目标】

1. 患者在麻醉苏醒期血压平稳，心排出量正常，无休克发生。

2. 患者呼吸循环功能维持正常、无呼吸困难发生。

3. 感染、尿潴留、头痛、意外损伤的发生得到预防或有效减轻。

4. 全脊髓麻醉得到及时发现和处理，避免严重后果。

【护理措施】

(一)一般护理

1. 体位 患者手术后如硬膜外阻滞麻醉，不需要去枕平卧 4～6h，待血压、脉搏平稳后按手术需要采取适当体位。如蛛网膜下隙阻滞麻醉，常规去枕平卧 6～8h，预防头痛发生。

2. 病情观察 椎管内麻醉后，可引起一系列生理扰乱，对循环、呼吸、消化、泌尿系统的生理功能都会产生不同程度的影响，其程度与阻滞平面密切相关，平面愈高，扰乱愈明显。因此，麻醉中要密切监测生命体征，密切观察病情变化，防止麻醉后并发症的出现，一旦出现及时妥善处理。

(二)常见并发症的护理

1. 蛛网膜下隙阻滞

(1)血压下降和心率缓慢 当椎管内麻醉平面超过 T_4 时，可出现血压下降，同时伴心率减慢，严重者可因脑供血不足而出现恶心、呕吐、面色苍白、躁动不安等症状。主要是由于交感神经阻滞所致。

需立即加快输液速度，补充血容量；若血压持续下降，合并心率减慢者，遵医嘱静注麻黄碱 15～30mg，或抬高下肢，增加静脉回心血量；需要时还可用阿托品 0.25～0.5mg 静注，提高心率。

(2)呼吸抑制 当麻醉平面过高，胸段神经被阻滞后，可使呼吸肌运动无力或麻痹，胸式呼吸微弱，患者表现胸闷气短、说话无力、不能发声，甚至发绀等。应尽早氧气吸入或行辅助呼吸，保证通气量足够，必要时建立人工气道，机械通气。

(3)恶心、呕吐 主要的原因包括：①低血压引起脑供血骤减，兴奋呕吐中枢。②迷走神经功能亢进，胃肠道蠕动增加。③手术牵拉刺激腹腔内脏。若为麻醉平面高引起，可吸氧或提升血压。若为牵拉内脏所致，需减轻操作，必要时加以内脏神经阻滞，或给以氟哌利多 5mg 或阿托品 0.5mg。

(4)头痛 是腰麻后最常见的并发症之一。发生率为 3%～30%，原因可能是腰穿后脑脊液不断从穿刺孔漏入硬膜外腔，致颅内压下降，或颅内血管扩张而引起血管性头痛。典型的头痛可发生在穿刺后6～12h，伴有恶心呕吐、眼睛怕光（羞明）等，以枕额部痛明显，抬头或坐起时加重，平卧后减轻或消失。轻者3～4日内缓解，重者可持续一周至数周。穿刺针粗细与头痛发生率明显相关，故麻醉时选用细针穿刺，力争一次腰穿成功，避免穿刺时出血；选用精制纯净局麻药；术中及术后注意补液防止脱水；术后常规去枕平卧6～8h，预防头痛发生。头痛一旦发生主要是卧床休息、静脉输液和对症治疗。对顽固性头痛，可向硬膜外腔注射生理盐水或中分子右旋糖酐或5%葡萄糖液20～30ml填充。

（5）尿潴留　腰麻后的常见症状。由于骶神经阻滞后恢复较慢，膀胱逼尿肌松弛而不能排尿，多见于老年男性患者。肛门会阴部手术后，可因局部刺激引起反射性尿道括约肌痉挛，不能排尿。可以热敷、针灸或肌注副交感神经兴奋药卡巴胆碱治疗，必要时留置导尿管。

2. 硬脊膜外腔阻滞

（1）全脊髓麻醉　是硬膜外麻醉最危险的并发症。其原因是穿刺或插管时刺破硬脊膜误入蛛网膜下隙未及时发现，致大量局麻药直接注入蛛网膜下隙而造成广泛的阻滞。表现为注药后短时间内进行性呼吸困难，继而呼吸停止、血压下降、意识消失，出现生命危险。一旦发生全脊椎麻醉，应立即以面罩加压给氧并紧急行气管内插管进行人工呼吸，加速输液，并予血管加压药维持循环稳定。若处理及时和正确，可避免严重后果，否则可导致心跳骤停。为了防止全脊椎麻醉的发生，施行硬膜外阻滞时，必须严格遵守操作规程，穿刺时仔细谨慎，导管置入硬膜外腔后应回吸无脑脊液，用药时必须给试验剂量，确定未误入蛛网膜下隙后方可继续给药。

（2）局麻药误入血管　可出现程度不同的局麻药中毒症状，患者可诉耳鸣、头昏心悸、胸闷等，严重者可有中枢神经系统和心血管毒性反应等。应立即停止注药，给予吸氧和对症处理。若症状轻微，停止注药后症状缓解，可将导管退出0.5～1cm，轻轻回抽，无血液流出，无上述症状出现。

（3）硬膜外脓肿　因无菌操作不严格，或穿刺针经过感染组织，引起硬膜外腔感染并逐渐形成脓肿。患者表现出脊髓和神经根受刺激和压迫的症状，如放射性疼痛、肌无力及截瘫，并伴有感染征兆。应予大剂量抗生素治疗，并及早进行椎板切开引流。

（4）硬膜外血肿、截瘫　发生率约2%～6%，血肿形成引起截瘫的发生率为1∶20000。凝血功能障碍或应用抗凝药者容易发生。硬膜外麻醉后若出现麻醉作用持久不退，或消退后再出现肌无力、截瘫等，都是血肿形成压迫脊髓的征兆。应及早做出诊断，争取在血肿形成后8h内进行椎板切开减压术，清除血肿。如超过24h则一般很难恢复。有凝血功能障碍或正在抗凝治疗者，禁用硬膜外阻滞。

（5）其他　另外尚有脊神经根或脊髓损伤、脊髓前动脉综合征、空气栓塞、穿破胸膜、导管拔出困难或折断等并发症。

【护理评价】

1. 患者是否在麻醉苏醒期血压平稳，心排出量正常，无休克发生。

2. 患者是否呼吸循环功能维持正常、无呼吸困难发生。

3. 感染、尿潴留、头痛、意外损伤的发生是否得到预防或有效减轻。

4. 全脊髓麻醉是否得到及时发现和处理，避免严重后果。

第五节　全身麻醉患者的护理

DAORU QINGJING

导入情景

情景描述：

患者，女性，54 岁，因上腹部被汽车撞伤 3h 入院，在全麻下行剖腹探查术。现手术结束回复苏室，全麻未清醒。

若你是当班护士，请问：

1. 该患者在全身麻醉下可能出现哪些并发症？

2. 该患者在麻醉复苏过程中出现低血压时，该采取哪些护理措施？

全身麻醉是麻醉药经呼吸道吸入或静脉注射或肌肉注射产生中枢神经系统抑制，使患者暂时性意识消失，全身痛觉消失，反射抑制和一定程度的肌肉松弛的方法，简称全麻。这种抑制是完全可逆的，当药物被代谢或从体内排出后，患者的神志及各种反射逐渐恢复。全身麻醉是目前临床最常使用的麻醉方法，较之局部和椎管阻滞麻醉，患者更舒适、安全。根据给药途径不同可分为吸入麻醉、静脉麻醉、复合麻醉和基础麻醉。

【全身麻醉分类】

(一)吸入麻醉方法

吸入麻醉(inhalation anesthesia)是指挥发性麻醉药或麻醉气体由麻醉机经呼吸系统吸收入血，抑制中枢神经系统而产生全身麻醉的方法。吸入麻醉的实施包括麻醉前处理、麻醉诱导、麻醉维持、麻醉苏醒及恢复。

1. 麻醉前处理　主要包括患者身体与心理的准备，麻醉前评估、麻醉方法的选择及相应设备的准备和检查，以及合理的麻醉前用药。此外还应根据吸入麻醉诱导本身特点向患者做好解释工作及呼吸道的准备。

2. 麻醉诱导　是指患者接受全麻药后，由清醒状态到神志消失，并进入全麻状态后进行气管内插管的这一阶段，也是麻醉过程中的危险阶段。诱导前应准备好麻醉机、气管插管用具及吸引器等，开放静脉和胃肠减压管，测定血压和心率的基础值，有条件者应监测心电图和血氧饱和度(SpO_2)。全麻吸入诱导方法有：开放点滴法、麻醉机面罩吸入诱导法。

3. 麻醉维持　麻醉诱导完成后即进入麻醉的维持阶段。此期间应满足手术要求，维持患者无痛无意识，肌肉松弛及器官功能正常，应激反应得到抑制，水、电解质及酸碱保持平衡，血液丢失可得到及时补充。目前低流量吸入麻醉是维持麻醉的主要方法。术中应根据手术特点、术前用药情况以及患者对麻醉和手术刺激的反应来调节麻醉深度。在不改变患者的每分通气量的情况下，改变麻醉深度主要是通过调节挥发罐开启浓度和增加新鲜气流量来实现。

4. 苏醒及恢复　吸入麻醉患者的苏醒过程与诱导过程相反，可以看作是吸入麻醉药的洗出过程。在手术结束时应比高流量麻醉更早关闭挥发罐。整个手术操作结束后，用高流量纯氧来快速冲洗患者及回路里的残余麻醉药。吸入麻醉药洗出越干净越有利于苏醒过程的平稳和患者的恢复，过多的残余不仅可能导致患者烦躁、呕吐，甚至抑制清醒状况和呼吸。在洗出吸入性麻醉药时，静脉可给予一定的止痛药来增加患者对气管导管的耐受，以有利于吸入药的尽早排出，同时还可减轻拔管时的应激反应。

(二)静脉麻醉方法

静脉麻醉(intravenous anesthesia)指静脉全身麻醉，是将一种或几种药物经静脉注入，通过血液循环作用于中枢神经系统而产生全身麻醉的方法。静脉全麻的实施包括麻醉前处理、麻醉诱导、麻醉维持、麻醉恢复。

1. 麻醉前处理　主要包括患者身体与心理的准备，麻醉前评估、麻醉方法的选择及相应设备的准备和检查，以及合理的麻醉前用药。

2. 麻醉诱导　静脉麻醉诱导更为舒适，适合多数常规麻醉情况(包括吸入性全身麻醉)，特别适合需要快速诱导的患者。根据给药方式的不同，静脉麻醉可分为单次注入、分次注入、连续注入和靶控输注(TCI)。药物的选择和剂量应根据患者的具体情况调整，如体重、年龄、循环状况、术前用药等。对于老年患者或循环时间较慢的患者(如休克、低血容量及心血管疾病等)用药量应减少，且注射应减慢速度，同时密切监测心血管系统的变化。

3. 麻醉维持　麻醉维持时应强调联合用药。完善的麻醉在确保患者生命体征稳定的前提下，至少应该做到的意识消失、镇痛完全、肌肉松弛以及自主神经反射的抑制。为了实现这四个目的，这就需要麻醉药的联合使用。主要涉及三大类药：静脉全麻药、麻醉性镇痛药、骨骼肌松弛药。

4. 麻醉恢复　静脉麻醉后，患者苏醒时间与中央室(血浆)麻醉药的浓度密切相关。对于单次注入的药物，其血药浓度的降低主要取决于药物的分布半衰期和清除半衰期。对于较长时间持续输注麻醉药物，其血药浓度下降的快慢则不仅取决于分布半衰期和清除半衰期，还与其外周室是否迟钝有关。

(三)复合麻醉

复合麻醉(combined anesthesia)又称平衡麻醉，是将两种或两种以上的全麻药物或(和)方法复合应用以达到最佳麻醉效果的麻醉方法。它包括静脉复合麻醉、静吸复合麻醉。

(四)基础麻醉

基础麻醉(basal anesthesia)是麻醉前使患者处于类似睡眠状态的麻醉方法，适用于各种短暂的体表手术及操作，尤适合于小儿麻醉。

【护理评估】

1. 健康史　了解患者既往麻醉和手术史、药物过敏史、用药史等。

2. 心理状态　观察患者精神紧张、焦虑和恐惧的程度。

3. 麻醉前准备情况　了解患者是否按照要求禁饮食、身体状况(包括各种化验和辅助检查等结果)。是否接受麻醉前用药、麻醉方式、麻醉药物种类和用量。

4. 生命体征　测量体温、脉搏、呼吸、血压等。

【常见护理诊断/问题】

1. 有窒息危险　与舌后坠、呼吸道分泌物过多、痰液黏稠等因素有关。

2. 低效性呼吸型态 与喉头水肿、呼吸道阻塞或麻醉过浅过深等因素有关。

3. 疼痛 与手术创伤和麻醉药消退等因素有关。

4. 体温异常 与手术中内脏暴露过久、大量输液输血、感染和中枢性体温调节失常等因素有关。

5. 有受伤的危险 与全麻苏醒期躁动等因素有关。

6. 潜在并发症 心律失常、心力衰竭、栓塞、呼吸道感染、坠积性肺炎、呼吸衰竭、电解质紊乱等。

【护理目标】

1. 保持呼吸道通畅，防止呼吸困难、窒息发生。

2. 患者能摄入充足的液体，体液恢复平衡。

3. 患者主诉疼痛减轻，舒适感增强。

4. 患者体温维持正常。

5. 避免患者意外损伤的发生。

【护理措施】

(一)一般护理

1. 体位与防止意外伤害 除特殊医嘱外，患者平卧，头偏向一侧，保持气道通畅；固定各种管道，保持输液及各种引流通畅；监测并记录用药量；麻醉苏醒过程中常有躁动现象，保护患者安全，严防坠床、外伤等情况发生。

2. 病情观察 全麻苏醒前，患者应有专人护理。麻醉恢复期应常规监测心电图、血压、脉搏和呼吸频率，并每5～15min记录一次，直到稳定为止。为防止发生术后低氧血症，应持续监测 SpO_2，直到患者完全恢复。

(二)常见并发症的观察与护理

1. 呼吸系统的并发症

(1)呕吐、反流和窒息 为最常见的并发症，是目前全麻患者死亡的重要原因之一。呕吐及反流常发生于饱食后、腹内压增高(如肠梗阻、产妇)、创伤、失血、休克、高颅压及昏迷患者。临床表现包括急性呼吸道梗阻、吸入性肺不张、吸入性肺炎等。为预防呕吐和反流引起误吸意外，全麻前应严禁饮食，使用镇静、镇吐或抗胃酸类药，必要时作胃肠减压。全麻下如发生反流和误吸时，应立即取头低位，使声门高于食管入口，头偏向一侧，便于及时清除呼吸道分泌物。如因误吸酸性胃液，尤其是出现胃酸误吸综合征时，除气管内吸引外，应使用地塞米松、氨茶碱、抗生素等药物治疗，为稀释并中和胃酸可用生理盐水10ml进行气管内冲洗和清吸，同时进行人工呼吸。

(2)上呼吸道梗阻 常见原因为机械性梗阻，如舌后坠、口腔内分泌物及异物阻塞、喉头水肿多发生于婴幼儿及气管内插管困难者，也可因手术牵拉或刺激喉头引起。患者表现为呼吸困难并有鼾声，完全梗阻者有鼻翼扇动和三凹征，虽有强烈的呼吸动作而无气体交换。舌后坠时可将头后仰、托起下颌、置入口咽或鼻咽通气道，同时清除咽喉部的分泌物及异物，即可解除梗阻。喉头水肿轻者可静注皮质激素或雾化吸入肾上腺素。严重者应行紧急气管内插管或气管切开。

(3)下呼吸道梗阻　常见机械性梗阻原因为气管导管扭折、导管斜面过长而紧贴在气管壁上、分泌物或呕吐物误吸入后堵塞气管及支气管。梗阻严重者可表现为呼吸困难、潮气量降低、气道阻力高、缺氧发绀、心率加快和血压降低，如处理不及时可危及患者的生命。麻醉前应仔细挑选气管导管，术中应经常检查导管的位置，避免因体位改变而引起导管扭折。如发生下呼吸道梗阻应及时用吸引器将气道内分泌物吸出，应减浅麻醉以恢复患者咳嗽反射，或结合体位引流以排除痰液，同时要吸氧，坚持有效的人工通气以维持较好的氧合。

(4)低氧血症　吸空气时，$SpO_2<90\%$，$PaO_2<60mmHg$ 或吸纯氧时 $PaO_2<90mmHg$ 即可诊断为低氧血症(hypoxemia)。临床表现为呼吸急促、发绀、躁动不安、心动过速、心律失常、血压升高等。常见原因为：①麻醉机的故障、氧气供应不足可引起吸入氧浓度过低；②弥散性缺氧；③肺不张；④肺误吸入；⑤肺水肿。治疗包括纤维支气管镜吸痰，强心、利尿、扩血管、吸氧及机械通气治疗。

(5)呼吸抑制或停止　由使用大量或快速静脉注射对呼吸有抑制作用的麻醉药或肌松药、全麻过深、体位不当、体温下降等所引起。疾病和手术亦有影响。呼吸暂停一旦发生，治疗应针对病因，同时给氧吸入并维持有效的人工通气，必要时行气管插管辅助呼吸。

2. 循环系统的并发症

(1)高血压　是全身麻醉中最常见的并发症，是指血压升高超过麻醉前的20%或血压达160/95mmhg。除原发性高血压者外，多与麻醉过浅或镇痛不全、麻醉操作、缺氧和二氧化碳蓄积等因素有关，也可由颅内手术牵拉或刺激颅神经、寒冷、尿潴留、术后伤口疼痛、升压药使用不当引起。术中严密监测麻醉全过程血压的变化，有高血压病史者，在全麻诱导前可静注芬太尼 3～5μg/kg，可减轻气管插管时的心血管反应。术中出现高血压可根据手术刺激的程度调节麻醉深度。对于顽固性高血压者，可用降压药和其他心血管药物以维持循环稳定。

(2)低血压　是指血压降低幅度超过麻醉前20%或收缩压降低达80mmHg。麻醉中引起低血压的原因，包括麻醉药引起的血管扩张、术中脏器牵拉所致的迷走反射、大血管破裂引起的大失血，以及术中长时间容量补充不足造成严重缺氧和酸血症等。严重低血压可导致循环功能衰竭而致死。术中严密监测患者血压、尿量、心电图、血气分析的变化，治疗应针对病因，如控制麻醉药用量或麻醉深度，补充血容量，纠正缺氧、水和电解质紊乱及酸碱平衡失调，手术操作中应避免对心脏或大血管的压迫，必要时使用升压药。

(3)心律失常　麻醉中引起心律失常的常见原因，包括：二氧化碳蓄积和缺氧；某些药物(如氟烷)作用；手术操作刺激；神经反射；电解质紊乱；低温等。术中严密监测麻醉全过程心律的变化，去除诱因，术前纠正电解质紊乱，特别是严重低钾者；麻醉中避免缺氧、过度通气或通气不足。如发生完全性房室传导阻滞，用阿托品、异丙肾上腺素或安装起搏器治疗。如为频发性期前收缩和室性心动过速，用利多卡因或电击转复治疗。

(4)心跳骤停　是麻醉和手术中最严重的并发症，一般都有明显的原因，如病情危重、低血容量、冠心病、严重缺氧和高碳酸血症、电解质或酸碱平衡紊乱、低温、麻醉药逾量或中毒、神经反射、手术刺激等。应针对各种原因积极预防，一旦发生心脏骤停，立即行心肺脑复苏减少死亡。

3. 中枢神经系统的并发症

(1)术中知晓和苏醒延迟　术中知晓是指患者在术后能回忆起术中所发生的事,并能告知有无疼痛情况。这是一种不愉快的经历,可给患者带来不同程度的精神损伤,也给术后护理增加了一定困难,并对患者生命安全构成威胁。苏醒延迟是指停止麻醉后 90min 呼唤患者仍不能睁眼和握手,对痛觉刺激亦无明显反应,其原因有:麻醉药的影响、低或高二氧化碳血症、电解质紊乱(如低钾等)、术中发生严重并发症(如大量出血、严重心律失常、长期低血压等)、术前有脑血管疾病患者(如脑栓塞、脑出血等)。术中麻醉不宜过浅,脑电双频谱分析和脑干听觉诱发电位监测有助于预防术中知晓的发生。对于术后苏醒延迟的患者,应常规监测 ECG、SpO_2、$PETCO_2$、血气、血电解质及肌松情况,以帮助确定苏醒延迟的原因。

(2)高热、抽搐和惊厥　可能与全身麻醉药引起中枢性体温调节失调有关,或与脑组织细胞代谢紊乱、患者体质有关。常见于小儿麻醉,系婴幼儿体温调节中枢未发育健全,全麻药物不良作用引起中枢性体温失调出现高热,甚至惊厥。如高热不及时处理,可致呼吸、循环功能衰竭而死亡。一旦发现体温升高,立即用冰袋等物理降温措施降温,尤其是头部降温,以防脑水肿。手术室温度应保持在 22～25℃,相对湿度保持在 40%～50%,所输的液体经过加温处理,尤其是儿童。老年患者尽量进行体温监测。

(三)全麻诱导期的护理

1. 静脉通道的建立,输液途径一般采用桡静脉、大隐静脉、肘正中静脉等部位套管针留置,对较大的手术采用颈内静脉等深静脉穿刺。建立静脉通道和保持静脉通道的通畅是麻醉和手术中给药、补液、输血及患者出现危症时极为重要的一项抢救措施。

2. 全麻诱导后,患者将在 1～2min 内快速丧失意识,全身肌肉松弛,彻底失去防御能力,可能迅速发生身体某个部位的坠落。护士应在全麻诱导前,完成患者的四肢固定,做到完全制动。并且根据不同的手术方式采取相应的体位,要达到既能保证术野暴露明显,又能使患者舒适,且还要保证全麻过程中患者肢体、神经不会受到挤压,呼吸及循环功能顺畅。

(四)全麻苏醒期的护理

1. 苏醒期的观察和护理直接影响患者的安危和术后恢复,所以复苏期的护理是一个十分重要的环节。手术完毕,及时停止吸入性麻醉药和静脉麻醉药,将患者的手术体位恢复为麻醉开始前的仰卧位,头偏向于一侧以利于分泌物的排出,并及时进行吸痰处理。体位恢复过程中动作应轻柔,固定好各种管道,防止脱出。如有气管导管的患者,护士在拔管前准备好吸引器和吸痰管,便于麻醉医师洗尽咽部及套囊上方气管内分泌物,以防拔管时发生窒息和吸入性肺炎。拔管后,在意识未恢复前护士应守在床边。

2. 评估患者麻醉恢复情况,达到以下标准可转回病房:神志清醒,有定向力,能正确回答问题;呼吸平稳,能深呼吸和咳嗽,动脉血氧饱和度 $SaO_2 > 95\%$;血压及脉搏平稳 30min 以上,心电图无严重心律失常和 ST-T 波改变。也可采用麻醉恢复评分法评定患者麻醉恢复状况(表 1-4)。总分 7 分以上者可离开恢复室,7 分以下则继续观察。

表 1-4　麻醉恢复评分法

项目	每项 2 分	每项 1 分	每项 0 分
意识	清醒,回答问题正确	呼其名时能醒来	呼唤无反应
呼吸	能深呼吸并咳嗽	呼吸困难或间断	无自主呼吸
循环	与麻醉前基础血压相比,收缩压变化率±20%以内	与麻醉前基础血压相比,收缩压变化率 20%～50%	与麻醉前基础血压相比,收缩压变化率 50%以上
活动	四肢均能活动	能活动两个肢体	不能自主活动
皮肤色泽	面、唇、指端色泽正常	灰暗等改变	明显青紫

【护理评价】

1. 患者是否保持呼吸道通畅,是否可防止呼吸困难、窒息发生。
2. 是否能摄入充足的液体,体液恢复平衡。
3. 患者是否主诉疼痛减轻,舒适感增强。
4. 患者是否体温维持正常,是否避免患者意外损伤的发生。

（陈群　周淑萍　赵妙惠）

练习与思考

(一)选择题

A1 型题

1. 全麻药的正确概念是　（　　）
   A. 是能长时间引起不同程度的意识和感觉消失,并用于外科手术的药物
   B. 是一类能暂时引起不同程度的意识和感觉消失,并用于外科手术的药物
   C. 是一类能暂时引起感觉消失,不影响意识的药物
   D. 是一类能暂时引起意识消失,不影响感觉的药物
   E. 是能阻断神经冲动的发生和传导,在意识清醒的条件下引起感觉消失的药物
2. 具有“分离麻醉”作用的新型全麻药是　（　　）
   A. 甲氧氟烷　B. 氯胺酮　C. 麻醉乙醚
   D. γ-羟基丁酸　E. 硫喷妥钠
3. 采用硫喷妥钠静脉注射使患者很快进入外科麻醉期,称　（　　）
   A. 基础麻醉　B. 诱导麻醉　C. 强化麻醉
   D. 麻醉前给药　E. 分离麻醉
4. 神经地西泮镇痛术是　（　　）
   A. 哌替啶＋芬太尼　B. 苯巴比妥＋芬太尼　C. 氟哌利多＋芬太尼
   D. 苯妥英钠＋芬太尼　E. 普鲁卡因＋芬太尼
5. 关于乙醚,下列哪个叙述是正确的　（　　）
   A. 作用快,诱导期短　B. 呼吸抑制作用明显　C. 消化道反应较常见

D. 呼吸刺激作用明显　　E. 不会引起高血糖

6. 应做过敏试验的局麻药是　（　）

A. 丁卡因　　B. 利多卡因　　C. 普鲁卡因

D. 丁哌卡因　　E. 以上都不用

7. 普鲁卡因应避免与哪种药一起合用　（　）

A. 磺胺类　　B. 新斯的明　　C. 地高辛

D. 洋地黄毒苷　　E. 以上都是

8. 丁卡因不宜用于　（　）

A. 硬膜外麻醉　　B. 浸润麻醉　　C. 传导麻醉

D. 表面麻醉　　E. 腰麻

9. 为延长局麻药的作用时间，减少中毒，常在局麻药中加入适量　（　）

A. 去甲肾上腺素　　B. 异丙肾上腺素　　C. 多巴胺

D. 肾上腺素　　E. 阿托品

10. 为预防腰麻引起的血压下降，最好先肌内注射　（　）

A. 肾上腺素　　B. 去甲肾上腺素　　C. 麻黄碱

D. 异丙肾上腺素　　E. 以上均不宜

11. 既可用于局麻又可用于心律失常的药物是　（　）

A. 普鲁卡因　　B. 利多卡因　　C. 丁卡因

D. 丁哌卡因　　E. 罗哌卡因

12. 有“全能局麻药”之称的药物是　（　）

A. 普鲁卡因　　B. 利多卡因　　C. 丁卡因

D. 丁哌卡因　　E. 罗哌卡因

13. 全身麻醉患者清醒前下列哪项护理最重要　（　）

A. 每 15min 测生命体征一次　　B. 去枕平卧，头偏向一侧

C. 保持输液道通畅　　D. 注意观察伤口渗血情况

E. 防止意外损伤

14. 麻醉前禁食、禁饮的主要目的是为了预防　（　）

A. 呕吐误吸　　B. 术中排便　　C. 术后尿潴留

D. 术后腹胀　　E. 术后便秘

15. 腰麻后头痛的主要原因是　（　）

A. 脑脊液外漏致颅内压降低和颅内血管扩张

B. 脑脊液外漏致颅内压降低和颅内血管收缩

C. 脑脊液血容量增加致颅内压增高和颅内血管扩张

D. 脑脊液血容量增加致颅内压增高和颅内血管收缩

E. 脑膜受刺激致脑脊液分泌增加引起颅内压增高

16. ASA 分类的Ⅳ类是指　（　）

A. 濒死状态，麻醉手术危险性很大

B. 重要脏器病变严重，虽在代偿范围，但对麻醉手术的耐受性差

C. 重要脏器轻度病变，代偿健全，对麻醉手术的耐受性差一般
D. 各器官功能正常，体健，对麻醉手术的耐受性差良好
E. 重要脏器病变严重，代偿不全并已威胁生命，麻醉手术危险性较大

17. 影响硬膜外阻滞平面的因素是　（　　）
A. 导管的位置与方向　B. 药物的容量　C. 注药的速度
D. 患者的情况　E. 以上都是

18. 椎管内麻醉时麻醉平面达 T_4 后引起心率减慢，其主要原因是　（　　）
A. 支配心脏交感神经节前纤维阻滞　B. 血压下降
C. 右房压下降　D. 窦弓反射
E. 肾上腺素能神经纤维阻滞

19. 麻醉前用药的目的不包括　（　　）
A. 提高痛阈以减少麻醉药用量
B. 使患者情绪稳定，利于合作
C. 减少不良神经反射
D. 减少口腔和呼吸道分泌物
E. 防止手术中支气管痉挛

20. 为避免术中呕吐物误吸，小儿择期手术前应　（　　）
A. 禁食(奶)、禁饮 8～12h
B. 禁食(奶)、禁饮 4～8h
C. 禁食(奶)、禁饮 2～4h
D. 禁食(奶)4～8h、禁饮 4～6h
E. 禁食(奶)4～8h、禁饮 2～3h

21. 硬膜外麻醉并发症不包括　（　　）
A. 头痛　B. 全脊髓麻醉　C. 硬膜外血肿
D. 血压下降　E. 硬膜外感染

22. 引起局麻药中毒的原因不包括　（　　）
A. 药物浓度过大　B. 单位时间内药物吸收过快
C. 过敏体质　D. 年老体弱
E. 局麻药直接注入血管

23. 全脊髓麻醉的严重性主要在于　（　　）
A. 损伤脊髓致瘫痪　B. 麻醉时间持久　C. 长时间低血压
D. 使呼吸、心跳停止　E. 患者术后持续头痛

24. 腰麻术后让患者采取去枕平卧位的主要目的是　（　　）
A. 预防血压下降　B. 预防头痛的发生　C. 防止呕吐窒息
D. 减轻伤口疼痛　E. 预防伤口出血

25. 硬膜外麻醉最严重的并发症是　（　　）
A. 呼吸抑制　B. 低血压　C. 局麻药毒性反应
D. 全脊髓麻醉　E. 硬膜外血肿

26. 颈丛阻滞患者出现声音嘶哑或失音，最可能的原因是 （　　）
A. 药液误入硬脊膜外腔间隙　B. 局麻药的毒性作用
C. 膈神经阻滞　D. 迷走神经阻滞
E. 颈交感神经阻滞

27. 全麻苏醒期的护理不包括 （　　）
A. 仰卧位　B. 定时测 BP、P、R　C. 防止舌后坠
D. 保持体温　E. 清醒之前只能少量饮水

A2 型题

28. 男性，32 岁，因上颌积液须经鼻腔行上颌窦穿刺治疗，该选用何种药物进行表面麻醉 （　　）
A. 硫喷妥钠　B. 普鲁卡因　C. 利多卡因
D. 丁卡因　E. 丁哌卡因

29. 男性，10 岁，行扁桃体摘除术，在扁桃体周围注射 12ml 局麻药，可选用的局麻药哪个除外 （　　）
A. 罗哌卡因　B. 普鲁卡因　C. 利多卡因
D. 丁卡因　E. 丁哌卡因

30. 女，35 岁，局麻下行“右乳房脓肿切开术”，术中患者突然烦躁，呼吸快，心率 110 次/min，血压 160/90mmHg，SPO_2 98%，此患者出现 （　　）
A. 麻醉过敏　B. 麻醉中毒　C. 精神紧张
D. 感染中毒　E. 以上都不是

31. 男性，30 岁，在普鲁卡因局部浸润麻醉下行双侧腋臭皮肤切除，两侧同时手术。手术中，患者突然大叫，惊厥，发绀，心率 120 次/min，处理应 （　　）
A. 静脉输液　B. 静脉注射间羟胺　C. 静脉注射硫喷妥钠
D. 吸氧　E. 静脉注射肾上腺素

32. 女性，52 岁，午饭后 30min 出现上消化道穿孔，拟在全麻下行“上消化道穿孔修补术”，为预防术中术后呕吐和窒息，最有效的措施是 （　　）
A. 术前禁食禁水　B. 术前放置胃管　C. 采用静脉给药
D. 术前给予阿托品　E. 术前给予止吐药

33. 男性，62 岁，行“全麻下甲状腺癌切除术”后转回普通病房监护。意识清醒，测 T 37.5℃，P 102 次/min，R 28 次/min，BP 142/92mmHg。开始呼吸有鼾声，且呼吸较急促，继之出现鼻翼煽动和三凹征，首先应该采取的措施是 （　　）
A. 继续观察病情　B. 进行环甲膜穿刺　C. 行气管插管
D. 立即托起患者下颌　E. 吸痰，并静脉注射阿托品

A3 型题/A4 型题

（34—35 题共用题干）

患者，行胆囊切除手术，用异丙酚椎管内麻醉，手术前非常紧张。

34. 为防止唾液、支气管分泌物所致的吸入性肺炎，可选用下列何药 （　　）
A. 山莨菪碱　B. 溴丙胺太林　C. 阿托品

D. 后马托品　E. 托吡卡胺

35. 为消除紧张焦虑情绪，可选用下列何药　(　　)

A. 山莨菪碱　B. 阿司匹林　C. 阿托品

D. 咖啡因　E. 地西泮

(36—39 题共用题干)

女性，29 岁，平时身体健康，询问无麻醉药物过敏史，普鲁卡因过敏试验(—)。行“局麻下右乳腺纤维瘤切除术”，局部注入普鲁卡因 700mg 加肾上腺素后 8min，患者突然出现眩晕、寒战、四肢抽搐、惊厥，继之呼吸困难，血压下降，心率缓慢。

36. 此时，患者最可能的诊断是　(　　)

A. 全脊髓麻醉　B. 局麻药毒性反应　C. 脑血管意外

D. 局麻药过敏反应　E. 低血压

37. 出现这一并发症最可能的原因是　(　　)

A. 一次性用药量过大　B. 药物吸收速度过快　C. 注药部位血供丰富

D. 局麻药误注入血管　E. 患者对麻药耐受性差

38. 针对该原因，采取什么措施可预防这一并发症的发生　(　　)

A. 控制药物用量　B. 减慢药物注射速度　C. 降低药物浓度

D. 注药前回抽确定无血液　E. 加强营养，提高患者耐受力

39. 针对心率减慢，可选用　(　　)

A. 阿托品　B. 氯胺酮　C. 麻黄碱

D. 异丙嗪　E. 硫喷妥钠

(40—43 题共用题干)

女性，78 岁，全麻下行“直肠癌切除术”后 6 天，意思清醒，术后体温持续维持在 38.2～39.6℃，P 112～124 次/min，R 24～30 次/min，BP 148/94mmHg。自感气促、胸闷。痰液多且浓稠，难以自行咳出。肺部听诊闻及明显湿啰音。血常规检查：血细胞 $19x10^9/L$，中性粒细胞 85%。既往有糖尿病史，自发病以来体重降低 7.5kg。

40. 该患者目前已发生什么并发症　(　　)

A. 急性支气管炎　B. 脓毒症　C. 坠积性肺炎

D. 低氧血症　E. 急性肺水肿

41. 以下哪项与此并发症的发生无关　(　　)

A. 伤口疼痛　B. 患者体质虚弱　C. 气管插管

D. 呕吐物误吸　E. 补液过多过快

42. 目前患者最主要的护理诊断是　(　　)

A. 清理呼吸道无效　B. 低效性呼吸型态　C. 营养失调

D. 体温过高　E. 体液不足

43. 针对该情况，最首要的护理措施为　(　　)

A. 吸氧　B. 经鼻吸氧　C. 鼓励咳痰

D. 雾化吸入　E. 加强胸部理疗

（44—46 题共用题干）

男性，50 岁，在全麻下行“经支撑喉镜右侧声带肿物切除术”后，回病房测 T 37.6℃，R 22 次/min，BP 126/89mmHg，SpO_2 99％。2h 后患者突然呕吐大量胃内容物，并出现呼吸急促、烦躁不安、口唇轻度发绀。测 P 128 次/min，R 28 次/min，BP 108/76mmHg，SpO_2 86％。听诊肺部有明显湿啰音，血气分析示：PO_2 68mmHg，$PaCO_2$ 43mmHg。

44. 该患者出现了什么并发症（　　）

A. 窒息　　B. 上呼吸道梗阻　　C. 下呼吸道梗阻

D. 低氧血症　　E. 急性肺水肿

45. 最可能引起这一并发症的原因为（　　）

A. 气管导管扭折　　B. 喉头水肿　　C. 口腔分泌物误吸

D. 呕吐物误吸　　E. 舌后坠

46. 此时，最首要的处理措施为（　　）

A. 加大氧流量　　B. 机械通气　　C. 气管切开

D. 置入口咽通气管　　E. 清除呼吸道误吸物

（47—49 共用题干）

女性，25 岁，因“出血性休克、宫外孕”于 2012 年 1 月 12 日急诊入室。入室时，神志清，BP 95/55mmHg，P 102 次/min。SpO_2 98％，T 37.8℃，行硬膜外麻醉成功后，突然出现意识丧失，面色苍白，口唇四肢末梢严重发绀，脉搏、心音、血压均测不出，血氧饱和度迅速下降至 25％。

47. 该患者可能发生了以下哪种情况（　　）

A. 心脏骤停　　B. 出血性休克　　C. 心源性休克

D. 窒息　　E. 支气管痉挛

48. 对该患者的诊断依据是（　　）

A. 意识丧失，脉搏、血压、心音均测不出

B. 面色苍白

C. 口唇四肢末梢严重发绀

D. 血氧饱和度迅速下降至 25％

E. 意识丧失

49. 应该立即对该患者进行（　　）

A. 补充血容量　　B. 心肺复苏　　C. 心电监护

D. 吸氧　　E. 气管切开

（三）填空题

50. 全身麻醉药分为________麻醉药和________麻醉药。

51. 局麻药的应用方法有________麻醉、________麻醉、________麻醉、________麻醉及________麻醉。

52. 与普鲁卡因比较，丁卡因的穿透力________，但毒性________，故一般不用于________麻醉。

53. 用于表面麻醉的局部麻醉药要求具有________性，常用药物有________

和________。

54. 根据我国习用的分类方法，麻醉分为________、________、和________三类。

55. 在蛛网膜下隙阻滞中，如果麻醉药的配制方法和剂量已经确定，则________、________、________和________就成为影响麻醉平面的重要因素。

56. 麻醉恢复是根据________、________、________、________、________来评分的。

(三)名词解释

57. 全麻药

58. 基础麻醉

59. 诱导麻醉

60. 局麻药

61. 高敏反应

62. 复合麻醉

63. 苏醒延迟

(四)简答题

64. 为何临床常用复合麻醉的方法？复合麻醉有哪些方法？

65. 局麻药中加入少量肾上腺素是为什么？腰麻和硬膜外麻醉时用麻黄碱又是为什么？

66. 局麻药大量吸收可引起哪些毒性反应？

67. 麻醉前用药的目的是什么？

68. 引起局麻药毒性反应的常见原因有哪些？如何预防？

69. 椎管内麻醉的主要护理诊断有哪些？

70. 蛛网膜下隙麻醉后引起头痛的原因是什么？如何预防？

71. 全身麻醉的并发症有哪些？

(五)病例分析题

72. 女性，75岁，突发左上腹刀割样剧痛伴恶心、呕吐5h急诊入院，拟在全麻下行"上消化道穿孔修补术"。术后清醒返回病房，约30min出现呼吸急促、发绀、躁动不安、心动过速、血压升高。

请问：

(1)该患者目前的主要护理问题是什么？

(2)发生该护理问题的原因是什么？如何进行防治和护理？

第二章 手术前患者的护理

学习目标

1. 掌握手术前的常规准备、手术前一般护理诊断和护理措施、急症手术前的护理措施。
2. 熟悉手术分类和特点。
3. 了解围手术期护理的概念和手术前的护理评估要点、临床意义。
4. 能正确评估患者手术前的病情;能运用相关知识,指导患者进行手术前常规护理和急症手术前的护理,并解释其临床意义;能进行手术前健康教育。

第一节 概 述

手术是外科治疗的重要手段,但也会带来不同程度的创伤和并发症。围手术期患者不仅要忍受疾病本身的影响,还要承受麻醉风险、手术的打击,有时手术可能会改变个人或家庭的生活方式,甚至带来家庭危机。因此,任何手术对患者来说都会产生心理、生理负担。围手术期护理的主要任务是全面评估患者生理、心理状态,提高患者对手术的耐受力,以最佳状态顺利渡过手术期,预防或减少术后并发症的发生。

【围手术期的概念】

围手术期是指从患者决定手术治疗时起,到与本次手术有关的治疗基本结束为止的一段时期。包括手术前期、手术中期、手术后期三个阶段。

围手术期护理是指在围手术期内,配合医疗措施,实施整体护理,通过全面评估,充分做好术前准备,并采取有效措施维护机体功能,提高手术安全性,减少术后并发症,促进患者身心健康顺利康复。

【手术分类】

1. 按照手术时限性 可分为:①择期手术:手术时间对治疗效果影响大,有充分时间完善各项术前准备,以减少术后并发症,如腹股沟疝修补术等;②限期手术:手术时间虽然可以选择,但不宜延迟过久,应在尽可能短的时间内做好术前准备,如各种恶性肿瘤根治术等;③急症手术:对于危及生命的疾病,需在最短时间内完善必要的准备,争分夺秒地进行紧急手术,以挽救患者生命,例如脾破裂、肝破裂等。

2. 按手术目的分类 可分为:①诊断性手术:为明确诊断而做的手术,如活体组织检查、开腹探查术等。②根治性手术：一般指肿瘤。良性肿瘤完整切除即可；恶性肿瘤根治手术则要求将原发灶与相应区域淋巴结一并整块切除。③姑息性手术：目的是减轻症状，用于因条件限制而不能行根治性手术时。如晚期胃窦癌作胃空肠吻合术，以解除幽门梗阻症状，但肿瘤未能切除。

手术的大小、范围及轻重缓急的不同可以影响手术前的准备。

【手术耐受力】

1. 耐受良好　全身情况较好、重要脏器无器质性病变或其功能处于代偿阶段、疾病对全身影响较小。

2. 耐受不良　全身情况不良、重要内脏器官功能损害较严重、疾病对全身影响明显、手术损害大，需经积极、全面的特殊准备后方可进行手术。

从患者决定手术治疗起至进入到手术室，这一时期护理称为手术前护理。

第二节　手术前患者的护理

DAORU QINGJING

导入情景

情景描述：

患者，男性，因车祸伤 2h 急诊入院治疗。测 T 38.9℃，P 136 次/min，R 38 次/min，BP 75/53mmHg。患者极度烦躁、面色苍白、肢体冰凉。自诉全身剧烈疼痛。实验室检查：WBC 25×10^9/L。腹腔穿刺抽出食物残渣和气体，腹部 X 线检查显示膈下游离气体。

若你是接诊护士，请问：

1. 患者可能发生了什么情况？现阶段主要的护理问题是什么？

2. 应采取哪些术前护理措施，帮助患者以较好的状态接受手术？

【护理评估】

（一）健康史

1. 现病史　询问本次发病的诱因、主诉、主要症状和体征。

2. 既往史　既往有无高血压、心脏病、糖尿病、肝肾疾病史；有无手术史并询问何种手术、手术时间、有无并发症发生；询问用药史、有无药物过敏史等。

3. 个人史　有无吸烟、饮酒习惯，若有应了解吸烟、饮酒的量、持续时间；女性患者还需要询问月经、生育史等。

4. 评估患者对疾病的认识　通过交谈，了解患者对手术、麻醉、预后及对手术后康复知识的掌握情况。

（二）身体状况

1. 营养状态　患者的营养状态与其对手术的耐受直接相关。通过测量患者身高、体重、肱三头肌皮肤皱襞厚度、上臂周径、血浆白蛋白等，全面评定患者的营养状态。

营养不良者对手术、麻醉的耐受力明显降低。蛋白质缺乏常导致低血容量或贫血，耐受失血和休克的能力降低，术后抗感染能力下降，创口愈合能力差，易发生切口裂开、切口感染；维生素缺乏可致凝血功能异常等。

2. 体液平衡 询问有无体液失衡的原因，如摄入不足、发热、呕吐、腹泻、多尿、肠梗阻、急性胃扩张等。评估患者有无脱水及脱水程度、类型，有无电解质紊乱和酸碱失衡。体液失衡患者在术中、术后引起休克的危险性增加。

3. 有无感染 评估患者有无咳嗽、咽痛、体温升高等上呼吸道感染症状，观察皮肤，特别是手术区域的皮肤有无损伤和感染现象。

4. 重要器官的功能

(1)心血管功能 应评估患者的血压、脉搏、心率、心律、四肢末梢循环状况。心血管系统功能健全者能满足手术期间身体对氧气、液体、营养的需求，而心功能严重不全，如严重高血压、充血性心力衰竭等患者难以承受手术的打击，手术的危险性增加。

(2)呼吸系统功能 应评估患者呼吸型态，有无哮喘、咳嗽、咳痰、胸痛。当患者有肺气肿、支气管扩张、哮喘等疾病时，都会影响气体交换而增加手术危险性，并使手术后肺部发生并发症机会明显增加。

(3)泌尿系统功能 评估患者排尿情况，有无尿频、尿急、排尿困难等症状；观察尿量和尿液颜色、性状，了解肾功能。

(4)肝功能 应评估患者有无黄疸、腹水、肝掌、蜘蛛痣、呕血、黑便等，有无肝炎、肝硬化、血吸虫病史或长期饮酒史，了解肝功能情况。因肝功能低下肝脏的合成代谢和解毒功能下降，会影响用药及切口愈合，发生术后出血、感染的机会增加。

(5)血液功能 应评估患者有无出血倾向，如牙龈、口腔黏膜有无出血，皮肤是否有出血点和瘀斑。凝血功能障碍或缺乏凝血因子会造成术中或术后出血。

(6)内分泌功能 应重点评估患者饮食、血糖、尿糖。因糖尿病患者易发生感染，切口愈合能力差，常合并心血管、肾脏疾病，使手术危险性增加。

(7)神经系统功能 应评估患者有无头晕、眩晕、耳鸣、步态不稳、抽搐和昏迷等情况。因手术中使用的麻醉药和止痛药对中枢神经有抑制作用。

(三)辅助检查

1. 实验室检查 血、尿、粪三大常规；出、凝血时间，凝血酶原，血小板计数等出凝血功能检查；肝肾功能 、血糖、血电解质等血液生化检查。

2. 影像学检查 根据病变的部位和性质选择 X 线、B 超、CT、MRI 等检查，可明确病变的部位、大小、范围甚至性质，有助于临床诊断。

3. 心电图检查 了解有无心率、心律异常，必要时行动态心电图监测，心律失常者对手术和麻醉的耐受力下降，易诱发心力衰竭，术前应积极予以药物控制。

4. 肺功能检查 血气分析等。

(四)心理-社会状况

1. 心理状态 无论何种手术，患者的心理矛盾突出，除表现为感情脆弱、情绪波动、自尊心和依赖性增加外，最常见的心理反应是焦虑，其原因是：①担忧手术效果、被误诊或误治，害怕麻醉、疼痛及术后并发症发生；②医院的陌生环境；③对经济、工作、学习和生活等问题的忧虑。这些反应随手术期限的临近而日益加重，从而影响下丘脑、垂体、肾上腺轴，使机体的免疫功能下降，手术耐受力差，增加手术中、手术后的并发症发生率。因此，手术前全面评估患者的心理状态，正确引导、及时纠正不良的心理反应，以保证各项治疗护理措施顺利进行。

2. 评估社会支持系统　了解家属、单位对疾病与手术的看法，对患者的支持、关心程度，家庭经济状况、医疗费用承受能力。

【常见护理诊断/问题】

1. 焦虑和恐惧　与不适应住院环境，不了解疾病性质，缺乏手术和麻醉的相关知识，担忧疾病预后、术后并发症及经济负担有关。

2. 营养失调：低于机体需要量　与禁食、营养物质摄入不足(如食管癌)，代谢率增高(如高热、烧伤)等有关。

3. 知识缺乏　缺乏有关疾病方面的知识，缺乏有关术前准备方面的知识。

4. 睡眠型态紊乱　与不适应住院环境，担忧疾病预后等有关。

5. 体液不足　与疾病所致体液丢失、液体摄入量不足或体液在体内分布转移等有关。

【护理目标】

1. 患者焦虑、恐惧心理减轻。
2. 营养失调得到纠正。
3. 能获得有关疾病相关信息，了解疾病和手术的知识。
4. 患者有足够的休息和睡眠。
5. 患者体液得以维持平衡，无水、电解质及酸碱平衡紊乱，各主要脏器灌注良好。

【护理措施】

(一)心理护理

1. 说明手术治疗的必要性，介绍麻醉方式、麻醉后反应，如术后伤口疼痛可用止痛方法；介绍手术过程、时间、可能出现的不适及应对方法；讲解放置引流管的目的和意义。

2. 鼓励亲属、朋友探视，请成功病例现身说法，营造一种愉快且充满希望的氛围。

3. 注意观察患者的情绪反应，尤其应鼓励患者说出对焦虑、恐惧的心理感受，分析原因，指导患者学会减轻或消除焦虑、恐惧心理的调节方法，如听音乐、看报、看书、外出散步、放松疗法、与医护人员或同病室病友谈心等。

(二)提高对手术的耐受力

1. 合理营养　根据病情特点，指导患者饮食，保证营养需要。对于病情危重、营养不良、不能经口进食者可鼻饲喂养或静脉补充，必要时输血或血浆。

2. 保证充足的睡眠　为患者提供一个整洁、安静、舒适、安全的休息环境，必要时辅以镇静安眠药。

3. 协助做好各项检查　做血、尿、粪常规化验，心、肺、肝、肾功能测定，必要时查电解质、血气分析、血糖等。

(三)术前常规准备

除急诊手术外，患者从术前一日开始进行常规准备工作，到手术日晨完成。主要内容有手术区的皮肤准备、配血和备血、药物过敏试验、呼吸道准备、胃肠道准备和麻醉前准备等。

1. 胃肠道准备

(1)饮食　①择期手术患者术前12h禁食,4h禁饮,以防麻醉或手术过程中发生呕吐而引起窒息或吸入性肺炎。②术前一般不限制饮食种类。胃肠道手术患者,术前1～2日开始进流质饮食,常规放置胃管。③胃部手术幽门梗阻患者,术前应清洁洗胃。④结肠或直肠手术,一般于术前一日下午3时服用泻剂或同日晚8时和术晨5时清洁灌肠,直至无粪渣为止,使术中肠腔处于空虚状态(临床常用复方聚乙二醇电解质散A剂6包+B剂6包,溶解于750ml开水中,半小时内喝完,2h内需喝4杯共3000ml)。并于术前3日开始口服肠道杀菌药物(链霉素、新霉素、琥珀酰磺胺噻唑和甲硝唑),以减少术后感染,同时给予维生素K。

(2)排便练习　大手术后,尤其是腹部手术,由于切口疼痛,不利于充分利用腹压排尿和排便者,术后需进行卧床大小便训练,减少术后便秘和尿潴留的发生。

2. 呼吸道准备　①吸烟者术前戒烟2周,以免呼吸道分泌物增多而引起术后肺部并发症;②指导患者做深呼吸及有效咳嗽、排痰练习;③注意保暖,防止呼吸道感染;④有肺部感染或咳脓痰者,术前3～5日起遵医嘱使用抗生素控制感染;⑤痰液黏稠者应雾化吸入,每日2～4次,并作体位引流,使痰液稀释,易于排出。

3. 手术区的皮肤准备　简称备皮。美国疾病控制和预防中心1999年发布的《预防手术切口感染准则》指出,皮肤准备的时间距离手术时间越近越好。此外,有研究认为剃毛易损伤上皮,影响伤口愈合,故术前备皮以清洁皮肤为重点,只剃去皮肤上的长毛。手术前一日协助患者沐浴、洗头、修剪指甲、更换清洁衣服。具体操作见实训项目一。

特殊部位备皮要求:①颅脑手术者:术前3日剃除头发,每日洗头一次(急诊手术例外),术前2h剃净头发,并戴清洁帽子。②颜面手术者:尽量保留眉毛,以清洁为主。③口腔手术者:入院后保持口腔清洁,手术前3日用复方硼酸液漱口或口腔冲洗。④骨科无菌手术者:术前3日开始准备皮肤;术前2～3日,每日用肥皂水洗净,2%碘酊、75%乙醇消毒,无菌巾包扎;术前一日剃净汗毛,2%碘酊、75%乙醇消毒后用无菌巾包扎,手术日晨重新消毒包扎。⑤阴囊、阴茎部手术者:患者入院后局部每日用温水浸泡、肥皂水洗净,术前一日备皮。

4. 其他

(1)拟行大手术前,做好血型鉴定和交叉配血试验。

(2)根据用药方案做药物过敏试验。

(3)术前晚必要时灌肠,酌情服用镇静、安眠药,以保证患者良好的睡眠。

5. 手术日晨护理

(1)检查入院腕带,测量生命体征,询问患者的主诉,如有发热、女性患者月经来潮等,及时与医生联系,必要时延迟手术。

(2)检查手术区皮肤准备情况,更换清洁衣裤,不能穿袜子,戴手术帽子。取下眼镜、发夹、义齿、首饰等附属物品,不要带至手术室,由家属保管,无家属者由两位护士一起清点并代为保管。擦去指甲油、口红等,以便术中观察患者末梢循环情况。

(3)按疾病及手术需要留置导管,如胃肠手术留置胃管、盆腔手术留置导尿管。

(4)手术前嘱患者排空尿液,遵医嘱注射术前用药。

(5)准备手术需要的用品,将病历、X线片、CT片、MRI片、胸腹带、引流瓶、术中用药等送手术室。

(6)准备术后床单位，按麻醉、手术的需要配备所需用物。

(四)急诊手术前准备

1. 术前急救处理　休克者，尽快建立静脉通路，补充血容量；外伤性出血者，尽快采取措施，如加压包扎、压迫止血或止血带止血；开放性损伤者，伤口用无菌敷料覆盖并包扎，以防加重污染。

2. 术前常规准备　立即通知患者禁食、禁饮，迅速做好备皮、备血、药物过敏试验，协助做好各项检查如出凝血时间测定，麻醉前用药。急诊患者术前不作灌肠，不用泻药，未明确诊断者禁用止痛药。

3. 病情观察及心理护理　密切观察患者神志、瞳孔、生命体征、尿量、皮肤色泽、肢端温度等，并做好记录。在可能情况下，与患者家属适当沟通，简要介绍病情及治疗方案，给予心理疏导，稳定其情绪。

(五)特殊术前准备

1. 营养不良的患者术前应尽量纠正，若术前血浆白蛋白在30～35g/L，补充高蛋白饮食；若血浆白蛋白低于30g/L，遵医嘱静脉输入血浆、人体白蛋白制剂，使患者营养状况得以改善。

2. 近期有短暂脑缺血发作患者，应配合医生作进一步检查和治疗；近期有脑卒中史患者，需择期手术应酌情推迟。

3. 高血压患者术前适当控制血压，一般血压在160/100mmHg以下，不必作特殊准备。血压高于160/100mmHg者，根据患者情况选用降血压药物，使血压稳定在一定的水平(不要求降至正常血压)；急性心肌梗死患者6个月以内不作择期手术，6个月以上若无心绞痛，可在监测下手术；心力衰衰竭患者症状控制3～4周后方可手术。

4. 肝功能轻度损害不影响手术耐受力；肝功能损害较严重或濒于失代偿者，手术耐受力弱，需经过长时间严格准备，施行择期手术；肝功能严重损害，表现有明显营养不良、腹水、黄疸者，一般不宜做任何手术；急性肝炎患者，除急症抢救外，也不宜施行手术。

5. 糖尿病患者手术耐受力差，组织愈合能力差，且易发生感染。术前应严格控制血糖及相关并发症。在施行大手术前，要求患者将血糖水平稳定于轻度升高状态(5.6～11.2mmol/L)，尿糖＋～＋＋为宜。尽量缩短术前禁食时间，以免发生酮症酸中毒，禁食期间严密监测血糖。

(六)健康指导

1. 告诉患者及家属，患者要有稳定的情绪、充足的睡眠及合理的饮食。

2. 介绍术前处置的程序和意义，如饮食管理、戒烟、备皮、备血、灌肠等。

3. 讲解术后可能留置的引流管、氧气管、导尿管、胃肠减压管的目的和意义。

4. 简单介绍手术室环境、手术过程及术中配合。

5. 指导患者做适应手术后变化的锻炼，减少术后并发症的发生。

(1)床上排便排尿的适应性训练。

(2)指导患者学会深呼吸、有效咳嗽、翻身、肢体活动的方法，胸部手术者要学会腹式呼吸及如何在咳嗽时保护切口。

(3)手术体位的适应性训练，如甲状腺手术者，术前要练习头颈部过伸位。

【护理评价】

1. 患者焦虑、恐惧心理是否减轻。
2. 患者营养失调是否得到纠正，体重是否维持正常。
3. 患者是否了解疾病和手术的相关知识。
4. 患者有无足够的休息和睡眠。

（周淑萍　韩慧慧）

练习与思考

(一)选择题

A_1 型题

1. 下列手术中那种属于限期手术　（　　）
   A. 胃十二指肠溃疡病的胃大部切除术
   B. 急性阑尾炎的阑尾切除术
   C. 胃癌的根治性手术
   D. 嵌顿疝的疝修补术
   E. 脾破裂的脾切除术
2. 一般肢体手术备皮范围为超过切口上下多少距离的整段肢体　（　　）
   A. 5cm 以上　B. 5cm 以上　C. 8cm 以上
   D. 15cm 以上　E. 20cm 以上
3. 上腹部手术的备皮范围是　（　　）
   A. 自乳头至耻骨联合平面，两侧到腋后线
   B. 上起肋弓缘，下至耻骨联合
   C. 上起剑突，下至会阴部
   D. 上起剑突，下至大腿上 1/3
   E. 自乳头至脐部，两侧到腋后线
4. 皮肤准备的操作步骤，错误的是　（　　）
   A. 用软毛刷蘸肥皂水涂局部
   B. 用纱布固定皮肤，分区剃净体毛
   C. 腹部手术用汽油棉签擦净脐部污垢
   D. 用毛巾浸温水洗去局部毛发及肥皂
   E. 较软的体毛顺着生长方向剃除，较硬的体毛逆着生长方向剃除
5. 颈部手术备皮范围是　（　　）
   A. 上唇至乳头连线，两侧到斜方肌前缘
   B. 下唇至乳头连线，两侧到斜方肌前缘
   C. 上唇至锁骨，两侧到斜方肌前缘
   D. 下唇至胸骨角，两侧到斜方肌前缘

E. 下唇至剑突，两侧到斜方肌前缘

6. 胃肠道手术前的准备工作不包括　（　　）

A. 术前 12h 禁食，4h 禁水

B. 手术前一日晚 8 时肥皂水灌肠

C. 结肠手术前 2 日口服肠道不吸收的抗生素

D. 结肠手术前一日晚做结肠灌洗

E. 急诊手术必须禁食 8h 以上，且需灌肠

7. 以下对术前患者的健康指导中，不妥的是　（　　）

A. 详细介绍手术的必要性和危险性

B. 介绍手术后不适的处理方法

C. 讲述术前辅助检查的注意事项

D. 指导练习深呼吸和咳痰方法

E. 说明饮食管理、保持口腔清洁的意义

8. 成人择期手术前禁食、禁饮的时间是　（　　）

A. 禁食 4h，禁饮 2h　　B. 禁食 6h，禁饮 4h　　C. 禁食 8h，禁饮 4h

D. 禁食 10h，禁饮 4h　　E. 禁食 12h，禁饮 4～6h

9. 术前胃肠道准备的目的，下列哪项是不正确的　（　　）

A. 利于肺气体交换　　B. 防止麻醉及手术时呕吐　　C. 减轻术后腹胀

D. 减轻术后便秘　　E. 防止术中大便污染手术区

10. 手术日晨的护理，哪项是错误的　（　　）

A. 患者如感冒发热应延期手术　　B. 将义齿固定，防止脱落

C. 给术前用药　　D. 嘱患者排尿

E. 向手术室人员介绍患者

11. 术前主要的护理诊断中不包括　（　　）

A. 焦虑和恐惧　　B. 知识缺乏　　C. 睡眠型态紊乱

D. 营养失调(低于机体的需要量)　　E. 潜在并发症

12. 胃肠道手术患者术前开始进流质饮食的时间是　（　　）

A. 1 日　　B. 2 日　　C. 1～3 日

D. 2～3 日　　E. 3 日

13. 无呼吸系统疾病的择期手术患者的术前呼吸道准备措施主要是　（　　）

A. 进行体位引流　　B. 应用抗生素　　C. 戒烟

D. 应用支气管扩张剂　　E. 口服地塞米松

14. 下列对空肠手术患者的术前准备中，哪项是正确的　（　　）

A. 术前 2 日开始禁食　　B. 术前 4h 开始禁止饮水　　C. 术前晚洗胃

D. 术前晨清洁灌肠　　E. 术前一日开始口服新霉素

15. 以下术前呼吸道准备哪项是错误的　（　　）

A. 吸烟者术前戒烟 2 周

B. 指导患者做深呼吸及有效咳嗽、排痰练习

C. 注意保暖，防止呼吸道感染

D. 应用抗生素控制感染

E. 咳嗽明显者服用镇咳剂

16. 手术前准备的最根本目的是（　　）

A. 促进切口良好愈合　　B. 防止术后感染

C. 防止术中各种并发症发生　　D. 促进术后早日康复

E. 患者尽可能接近于生理状态，提高对手术的耐受力

17. 有关术前准备的叙述中，错误的是（　　）

A. 医护人员向患者和家属介绍病情及治疗方案

B. 练习床上排便排尿

C. 练习正确的咳嗽、咳痰方式

D. 提前 2 周戒烟

E. 提前 3 周预防性应用抗生素

A2 型题

18. 男性，30 岁，司机。因车祸全腹明显压痛、反跳痛、腹肌紧张，以左上腹为甚，休克，右股骨中段骨折，术前急救处理不包括（　　）

A. 尽快建立静脉通路　　B. 输血　　C. 加压包扎、压迫止血

D. 立即用止痛药　　E. 伤口用无菌敷料覆盖并包扎，以防加重污染

19. 女性，72 岁，因患"左半结肠癌"收治入院，术前患者需 12h 禁食，4～6h 禁饮水是为了（　　）

A. 减少术后感染　　B. 防止术后切口裂开　　C. 防止麻醉和手术中呕吐

D. 防止吻合口瘘　　E. 防止手术后腹胀

20. 李某，女，58 岁，急性阑尾炎，准备急症手术，患者表现恐惧手术，焦虑不安。应首先考虑给予（　　）

A. 生活护理　　B. 心理护理　　C. 严密观察病情变化

D. 术前常规护理　　E. 做好床位准备

21. 男性，43 岁，因原发性肾小球炎致慢性肾衰竭而行肾移植手术，术前胃肠道准备，下列哪项是错误的（　　）

A. 术前一日开始进流质饮食

B. 术前 12h 开始禁食

C. 术前 4～6h 开始禁饮

D. 术前晚常规用 0.1%～0.2%肥皂水灌肠一次

E. 必要时行胃肠减压

22. 男性，45 岁，欲择期行腹股沟斜疝修补术，一般情况尚好，BP 140/95mmHg，针对这一情况应选择下列哪项处理方法（　　）

A. 用降压药使血压下降至正常水平

B. 可以不用降压药物

C. 用降压药使血压稍有下降

D. 用降压药使血压显著下降

E. 用降压药使血压下降至略低于正常水平

23. 女性，52 岁，因患“乳房癌”入院。按手术时限分，乳房癌根治术属于（　　）

A. 择期手术　B. 限期手术　C. 急诊手术

D. 诊断性手术　E. 姑息性手术

24. 杨某，男性，67 岁，因“冠状动脉粥样硬化性心脏病”入院。术前由于疲劳、情绪紧张，突发急性心肌梗死，择期手术的合适时机是在发病（　　）

A. 2～3 个月，无心绞痛发作　B. 3～4 个月，无心绞痛发作

C. 4～5 个月，无心绞痛发作　D. 5～6 个月，无心绞痛发作

E. 6 个月以上，无心绞痛发作

25. 男性，32 岁，因患急性阑尾炎需急诊实施“阑尾切除术”，术前准备不包括（　　）

A. 禁食禁饮　B. 备皮　C. 药物过敏试验

D. 出凝血时间测定　E. 灌肠

26. 女性，34 岁，计划行右甲次全切除手术，术晨体温＞38.5℃，最适宜的处理原则是（　　）

A. 予退热药物后手术　B. 物理降温后手术　C. 暂停手术

D. 应用抗生素后手术　E. 不用特殊处理，继续进行手术

A3 型题/A4 型题

（27—29 题共用题干）

患者，男，40 岁。饱餐后出现上腹部剧痛 3h，伴恶心、呕吐就诊。初步体格检查：神智清楚，腹部平，全腹明显压痛，呈板样强直，肠鸣音消失。

27. 分诊护士应首先判断该患者最可能为（　　）

A. 急腹症，怀疑胃穿孔　B. 癔症　C. 消化道感染，怀疑

D. 中枢神经疾病，怀疑脑疝　E. 外伤，怀疑盆腔骨折

28. 你作为分诊护士最恰当的处理是（　　）

A. 优先普通外科急诊　B. 优先神经外科急诊　C. 急诊按序就诊

D. 回家继续观察　E. 进一步询问病史

29. 患者需急诊手术，下列准备哪一项是错误的（　　）

A. 禁食，禁饮　B. 麻醉前用药　C. 药物过敏试验

D. 清洁灌肠　E. 备皮、备血

（30—32 题共用题干）

男性，60 岁，嗜烟，平时经常轻微咳嗽，因胃癌需行胃癌根治术。检查：体温 37.8℃，心跳 95 次/min，呼吸 31 次/min，血压正常，无发绀，心脏无特殊，右肺下部呈实音，呼吸音消失，血白细胞 11×10^9/L。中性粒细胞 78%。

30. 按手术时限分属于（　　）

A. 择期手术　B. 限期手术　C. 急诊手术

D. 诊断性手术　E. 姑息性手术

31. 防止术后肺不张，错误的做法是（　　）

A. 术前锻炼深呼吸，咳出痰液　B. 术前 2 周戒烟
C. 术前应用抗生素控制感染　D. 防止术中或术后呕吐物吸入肺内
E. 及时用镇咳剂，减轻咳嗽

32. 手术晨的准备中，下列哪项是错误的　(　　)
A. 如有发热应给予退热药　B. 如有活动的义齿应取下
C. 按医嘱给术前用药　D. 进手术室前常规排尿
E. 测量生命体征

(二)填空题

33. 围手术期包括________、________、________相连续的这段治疗时期。
34. 手术前护理中最常见的心理反应是________。
35. 有吸烟习惯的患者应在术前________停止吸烟。
36. 按照手术的期限性，手术可分为________、________、________。
37. 术前常规准备主要包括________准备、________准备、________准备。
38. 乳房手术的备皮范围是____。
39. 成人择期手术术前禁食 ________小时，禁饮________小时。

(三)名词解释

40. 围手术期
41. 急诊手术
42. 限期手术
43. 择期手术
44. 手术前护理

(四)简答题

45. 术前重要器官的功能评估主要有哪几方面？
46. 术前主要护理诊断有哪些？
47. 如何进行手术前的心理护理？
48. 术前常规准备有哪些？
49. 简述术前胃肠道准备的目的及其准备范围。
50. 手术日晨护理包括哪些内容？

(五)病例分析

51. 王先生，35 岁，4h 前上腹部突然发生刀割样剧痛，并迅速波及全腹部，伴恶心，呕吐胃容物 2 次，无咖啡色液或鲜血，在当地诊所就诊，给颠茄合剂口服，腹痛未缓解。近年来反复发生剑突下饥饿性疼痛，伴反酸、嗳气。查体：T 38℃，P 90 次/min，BP 90/60mmHg，神志清，检查尚合作，表情痛苦，平卧不愿翻动体位。头颈无异常，双肺呼吸音清楚，腹式呼吸弱，全腹压痛、反跳痛、肌紧张，以右下腹为甚，肝浊音界缩小，肠鸣音消失。

请问：

(1)为进一步明确诊断应做哪些最有意义的辅助检查？
(2)根据患者的现状提出三个主要的护理诊断及诊断依据。
(3)如需急诊手术，手术前应该为患者做哪些护理准备工作？

第三章　手术室护理工作

学习目标

1. 掌握手术人员的无菌准备(洗手,穿无菌手术衣,戴无菌手套)、常用手术体位的安置。
2. 熟悉手术器械台的准备与整理,手术区皮肤的消毒和铺巾,常用手术器械的名称、用途。
3. 了解手术室布局、手术室管理目的及规章制度、徒手打结的方法、缝合和拆线的方法。
4. 能运用所学知识树立严格的无菌观念和慎独品行,认真执行各项护理操作规范;正确判断手术室中各区域;熟练地完成手术前无菌准备;能完成无菌器械台的铺设并能正确判断无菌区域和有菌区域;能正确协助医生进行手术前皮肤消毒和铺巾;能完成常用手术器械的正确传递、装卸刀片和穿针引线。

手术期指患者从进入手术室到手术结束,麻醉恢复的这段时期。这段时期主要在手术室为患者进行手术治疗,其护理目的是保护患者安全、严格无菌操作和配合,使麻醉与手术顺利实施。

第一节　手术室环境与布局

手术室是医院的重要部门,担负着为患者施行手术、治疗的重要任务。科学的管理、合理的建筑位置和布局、先进的仪器设备是保证手术顺利进行的必要条件。

【手术室的位置】

手术室应安排在医院内空气洁净处,高层建筑尽可能避免设在首层或顶层,手术间应避免阳光直射,朝向以北为宜,因北侧光线柔和,利于人工照明。手术室应与监护室、放射科、中心化验室、血库、病理科邻近,便于接送患者、术中联系、取血、送标本及病理检查。

【手术室的布局】

手术室的平面布局对工作流程布置、人流物流控制、实现洁污分流、避免交叉感染等方面有着重要作用。手术室应设计成三通道:即工作人员出入通道、患者出入通道、污物通道。手术室按洁净程度分为三区域,即非洁净区、准洁净区、洁净区。区与区之间应设缓冲室或隔断门,并设立明显标志。为保持手术室内空气洁净,工作人员进入手术室应换鞋、更换手术衣裤、戴手术帽后方可进入准洁净区,进入洁净区必须加戴口罩。

1. 非洁净区　属于污染区,设在最外侧,包括接送患者区、更衣室、值班室、麻醉师和护士办公室等。

2. 准洁净区 属于清洁区，设在中间，包括术前准备室、消毒室、麻醉恢复室、石膏室、标本间、器械敷料准备室等。

3. 洁净区 属于无菌区，设在最内侧，包括各手术间、刷手间、无菌物品贮藏室、手术间内走廊等。

【手术间的设置】

手术间内布置力求简洁，家具应选用坚固耐湿的材料制成，以便清洁和消毒。各种物品应固定放置地点，术中备用物品统一固定放置于壁柜内。手术间的基本配备有：吊式活动母子无影灯、多功能手术床、负压吸引装置、供氧装置、阅片灯、大小手术器械台、托盘、麻醉机、电外科设备、输液架、污物桶、坐凳、脚踏凳等。

手术间的数量应根据手术科室的床位数而定，比例一般应为 1∶20～1∶25。手术间的面积应按照不同用途设计大小，普通手术室以 30～40m^2 为宜；用作心血管直视手术等的手术间因辅助仪器设备多，需 60m^2 左右。

手术室内宜净高 2.8～3.0m，走廊宽度宜在 2.2～2.5m，便于平车运送；门要求宽阔，应采用感应自动门；洁净手术间一般为封闭式无窗手术间；墙壁与天花板应光滑，四壁隔音，墙壁宜呈淡黄、淡绿或淡蓝等色调，墙角呈弧形；地面为水磨石或平整的防滑塑胶地板；有装备完善的电源、水源、防火设施及通风过滤除菌装置；有冷暖温度调节装置，室温宜保持在 22～25℃，相对湿度为 40%～60%。

【洁净手术室】

洁净手术室是采用空气洁净技术对微生物的污染采取程度不同的控制，使室内维持一定的洁净水平，适用于各类手术之要求；并提供适宜的温、湿度，创造一个洁净舒适的手术空间环境。洁净手术室适用范围如下：

1. Ⅰ级(特别洁净手术室) 适用于关节置换手术、器官移植手术及脑外科、心脏外科等手术中的无菌手术。

2. Ⅱ级(标准洁净手术室) 适用于胸外科、整形外科、泌尿外科、肝胆胰外科、骨外科、普通外科等手术中的Ⅰ类无菌手术。

3. Ⅲ级(一般洁净手术室) 适用于普通外科(Ⅰ类无菌手术除外)、妇产科等手术。

4. Ⅳ级(准洁净手术室) 适用于肛肠外科及污染类等手术。

第二节　手术室管理

手术室管理应以组织管理为保证、以质量管理为核心，加强对手术室人员、环境、物品等全方位的管理，包括人员组织领导、人员分工及各种切实可行的规章制度等。

【手术室规章制度】

手术室需建立严格的规章制度，以达到以下目的：①保证手术室的无菌环境；②保证手术顺利进行，杜绝差错与事故；③保证重危患者及意外事故的抢救。

(一)一般管理制度

1.手术室内保持安静，不得大声喧哗、闲谈，避免接打与手术无关的电话。洁净区内禁止使用手机，不能随便走动，严禁吸烟。

2.除手术室人员和参加当日手术者外，与手术无关人员不得擅自进入。患急性皮肤病和上呼吸道感染者不得入内，更不能参加手术。

3.凡进入手术室的人员必须更换手术室所备用的清洁衣、裤、鞋、帽子和口罩，内衣不能外露。

4.参加手术人员按规定手术时间提前到达，做好无菌准备。

5.严格执行无菌原则，所有工作人员都有相互监督职责。无菌手术与有菌手术严格分开。若在同一手术间内接台，则先安排无菌手术，后接污染或感染手术。

6.手术室工作人员应熟悉手术室内各种物品的放置及使用方法，急救药品和器材要定位、定数、定人管理，做到急救药品齐全、器材性能良好。

(二)手术间的清洁和消毒制度

1.为保障手术的无菌环境，必须建立严格的卫生、消毒制度。每日早晨，手术开始前半小时用清洁湿抹布擦拭手术间壁柜、无影灯、器械车、手术床、高频电刀等表面1次。术毕用含氯消毒液再彻底擦拭1次，并清除污物、敷料，然后用含氯消毒液清洁地面。

2.手术间每日常规湿式清洁地面两次，忌用扫帚扫地。两台手术之间应及时进行清洁消毒，并根据洁净手术间的级别，间隔相应的自净时间。术中有血迹污染物体表面、地面时应立即用消毒液擦拭干净。

如为普通手术室，每次手术完毕后，通风、清除污物，用含氯消毒液湿式清洁，再用紫外线消毒30～60min。

3.每周至少进行一次彻底清洁大扫除。如为普通手术室，每日两次进行空气消毒，可选用循环风紫外线空气消毒器或静电吸附空气消毒器。

4.每月定期做空气细菌培养，如不合格，必须重新密闭消毒后再做培养，合格后才可使用。

5.特异性感染(指由一种具有高度传染性及致命性的强毒力病原体而引起的感染，如开放性结核病、破伤风、气性坏疽等)手术后，按有关规定和方法进行清洁和消毒。对疑似或确诊特异性感染的手术安排在负压手术间，手术前将不必要的家具用物等移出手术间，以防污染。安排室内、室外巡回护士各一名，室内巡回护士术中不得离开手术间，所需物品均由室外巡回护士传递。参加手术人员按隔离要求着装，不得随意出入手术间，皮肤有破损者不得参加手术。手术结束后工作人员必须脱下隔离衣、手套、鞋套、帽子、口罩、防护眼镜并用手消毒液涂抹双手后方可离开手术间。手术结束后手术间负压层流45min，然后更换回风口过滤网；正压层流45min，连续三次空气细菌培养阴性后方可再次使用该手术间。换下的过滤网密闭包扎后焚烧处理。

(三)接送患者制度

1.接送手术患者用手术专用平车。先用手术科室平车将患者接送至手术室非限制区，再由手术室专用平车将患者接送出入手术室(紧急情况下由急诊室或手术科室平车直接送入手术室)。运送途中注意安全、保暖，保持管道通畅。

2. 接患者时要根据手术通知单严格查对科室、患者姓名、性别、年龄、床号、住院号、手术名称、手术部位(何侧)、手术时间及术前医嘱执行情况，并将随带物品如病历、术前抗生素及X线片等带到手术间。

3. 患者到手术室后应戴隔离帽、鞋套；进入手术间后，工作人员应安排患者卧于手术床上或坐于手术椅上，必要时床旁守护，防止坠床或其他意外发生。

4. 手术结束后，待生命体征平稳、病情允许时将患者送回病房，并与病房护士详细交接患者术中情况、术后(麻醉)注意事项，输液、输血情况等。

(四)手术室参观制度

1. 手术室一般不接待参观，确需参观的须提前申请，征得手术室护士长、主管医生或有关科室同意后统一安排，按指定的时间及手术间进行参观。

2. 严格控制参观人数，一般情况下每个工作日参观总人数不超过10人，其中每间不超过3人。

3. 参观者应严格遵守手术室管理制度，进入手术室按规定更换衣服、口罩、帽子、鞋等，不得在手术间内来回走动或进入非参观手术间。严格遵守无菌原则，参观者应站于手术人员身后，不得离手术台过近或站得太高，参观者与术者背部距离不少于30cm，避免污染和影响手术。如不慎接触手术者的衣袖，术者应立即带上无菌袖套或重新更换手术衣。

4. 患者亲友、手术无关人员谢绝参观。

5. 特异性感染手术禁止参观。

(五)无菌物品存放管理制度

1. 无菌物品应储存在洁净区无菌室内，放于离地20cm、离墙面5cm、离天花板50cm的物架上，按序摆放，分类放置，专人负责，限制无关人员出入，并随手关门。

2. 无菌包的有效期受包装材料、封口的严密性、灭菌条件、储存环境等诸多因素影响。使用纺织品材料包装有效期为7天、梅雨季节为5天；皱纹纸和纸袋包装有效期为1个月；一次性无纺布和纸塑包装有效期为6个月。

3. 合格的灭菌物品，应注明灭菌日期、有效期、品名、锅号、锅次、操作者等信息以便追溯。

4. 运送无菌物品的工具应每日清洁并保持干燥；当怀疑或发现有污染可能时，应立即进行清洗消毒。

【手术室护理人员职责】

根据工作需要，手术室护理工作可分为手术护士及巡回护士。手术护士又称洗手护士或器械护士，由于其直接参与手术，因此活动范围限于无菌区内。其主要工作是严格监督无菌技术操作规程，管理器械台，主动而默契地配合手术医生共同完成手术。巡回护士不直接参与手术操作的配合，因此工作范围在无菌区以外。其主要工作是在固定手术间内，在台下与手术护士、手术医生及麻醉师配合，共同完成手术任务。

(一)洗手护士的职责

1. 洗手护士于术前一天了解病员施行手术方式及医生对该手术的特殊要求，查阅资料，为手术从理论上、物资上做好一切准备。

2. 将术中所需器械用物准备齐全，铺器械台。

3. 提前 15～30min 洗手，严格执行手术物品清点制度，手术开始前与巡回护士共同清点器械、敷料、缝合针、缝线、引流管等物品。

4. 协助手术医师做好手术区皮肤消毒与铺巾。

5. 手术开始后，应密切注意手术的进展，准确、主动、敏捷地传递器械。随时清洁手术器械，保持手术野敷料及器械台整洁、干燥。

6. 严格执行术中无菌操作原则，督促其他手术人员注意无菌操作，如有违反应及时提醒。

7. 妥善保管术中取下的病理标本、穿刺液等，并在术后与手术医生共同核对、送检。

8. 关闭体腔与深部伤口前、后及手术结束后再次与巡回护士共同清点手术中使用的物品，杜绝物品遗留在体腔。

9. 手术结束后，整理器械，按顺序排列，放入器械框内，洗净后擦干上油放回原处或整理装盒灭菌。

(二)巡回护士的职责

1. 术前一天准备和检查手术所需的各种器械、用物是否齐全，室内设施设备是否完善。

2. 保持室温在 22～25℃，相对湿度为 40%～60%。

3. 热情迎接患者，做好核对工作，严格执行手术安全核查制度，检查手术区皮肤准备是否符合要求及核对其他的术前准备情况（手术患者腕带信息、手术名称、手术部位、血型、药物过敏史等）。

4. 协助麻醉医生进行麻醉并建立静脉通道等。

5. 按手术要求安置患者的手术体位，暴露手术部位，注意保护患者的皮肤。

6. 协助洗手护士、手术医生穿无菌手术衣。

7. 手术开始前与洗手护士共同清点手术中使用的物品，并做好记录。

8. 手术中督促手术人员严格执行术中无菌操作原则，随时调整灯光照明。

9. 密切观察手术进展情况，及时供给特殊器械及用品。

10. 正确执行输液、输血、用药等口头医嘱并及时记录。

11. 协助麻醉师做好病情观察，充分估计术中可能发生的情况，做好应急准备。

12. 负责外界的联络，如和病理科或放射科联系等。

13. 关闭体腔与深部伤口前、后及手术结束后，再次与洗手护士共同清点器械、敷料、缝合针、缝线、引流管等物品。

14. 手术结束后，协助手术医生包扎伤口，固定引流管，与麻醉师一起将患者送回病房，向病房值班护士详细交班。

15. 整理手术间，进行日常清洁消毒工作。

【手术中无菌原则】

无菌技术作为预防医院感染的一项重要而基础的技术，要求医护人员必须正确熟练地掌握。在技术操作中严守操作规程，以确保患者安全，防止医源性感染的发生。无菌技术（aseptic technique）是指在执行医疗、护理技术过程中，防止一切微生物侵入机体和保持无菌物品及无菌区域不被污染的操作技术和管理方法。

(一)明确无菌概念,严格区分无菌与有菌的界限

1. 无菌区域(aseptic area)是经过灭菌处理而未被污染的区域。手术人员穿好手术衣、戴好无菌手套后,无菌区范围限于胸前即肩平面以下、腰平面以上及两上肢,其他部位视为有菌区。

2. 器械台和手术台面以下视为有菌区,凡下坠超过手术台边缘或无菌桌缘以下的器械、敷料、皮管、缝线等手术物品一律不可再拾回使用。

3. 手术人员需调换位置时,一人先退后一步,两人背靠背转身调换。

4. 物品的传递从器械升降台侧正面方向传递,不可在手术人员背后或头部方向传递。

(二)保持无菌物品的无菌状态

1. 手术中手套破损时应立即更换,肘部或上肢其他部位触碰有菌物品应更换无菌手术衣或加套无菌袖套。

2. 布置无菌台的时间应尽量接近手术开始时间。无菌台面和切口周围保持四层以上干燥敷料,无菌区的布单若被水或血湿透,应立即加铺双层无菌巾或更换。

3. 巡回护士取用无菌物品时须用无菌持物钳夹取,并与无菌区域保持一定距离,无菌物品自无菌容器内一经取出,就认为是相对无菌,不可再放回。无菌区边缘向内 3cm 为相对无菌区。任何无菌包和容器的边缘均视为有菌,取用无菌物品时不可触及。

4. 保护皮肤切口,在切开皮肤、延长切口及缝合前用 0.5%碘附消毒,切开皮肤后用无菌纱布垫遮盖切口两旁(现在一般用无菌聚乙烯薄膜覆盖,再经薄膜切开皮肤,以保护切口不被污染)。手术中途因故暂停时,切口用无菌巾覆盖。

(三)污染手术的隔离技术

1. 在切开胃肠、胆囊、胆管、膀胱等空腔脏器前,应用纱布垫保护周围组织,并随时吸除外流的内容物。

2. 被污染的器械和物品应置于专放污染器械的盘内,用无菌巾加盖,避免与其他器械接触;全部污染步骤完成后,手术人员更换无菌手套,尽可能减少污染的机会。

第三节 手术室的物品管理及使用

【布类物品】

布类用品包括手术衣、各种手术单及手术包的包布。所有手术布类均须经高压蒸气灭菌后方可使用,用于建立无菌区,以免发生切口感染。理想的布质选择应符合以下条件:①柔软、舒适、轻便,有一定致密度混纺布料;②具有防湿性,不易被液体浸透;③可经受 100 次以上洗涤及高温灭菌处理;④颜色多采用深绿色。手术衣有对开式与折叠式两种,用于遮盖手术人员未经消毒的衣着和手臂,阻隔细菌。手术单有大单、中单、手术巾、手术洞巾以及各种包布等,均有各自的尺寸及折叠法。其使用后管理方法为:

1. 普通布类用品 须装入防渗的帆布袋内,送被服处理中心集中处理;也可放入专用污物池,用消毒液浸泡后(如 500mg/L 有效氯溶液浸泡 30min)再洗涤。

2. 特殊感染布类用品 在有血迹污染处先喷洒含氯消毒液,再装入双层黄色垃圾袋内,

严密双扎口，袋外注明日期、时间、感染名称，送定点单位特殊处理。

3. 一次性手术衣及手术巾　采用无纺布制作，该材料具有一层结构紧密、能有效阻隔细菌渗透的天然木浆层，轻便、防湿、透气、无尘，以降低手术感染率，保护医务人员免受感染。对于疑似或确诊特殊感染手术尽量选用一次性敷料，用后装入双层黄色垃圾袋内，严密双扎口，袋外注明感染名称，送定点地点焚烧。

【敷料类物品】

包括纱布类和棉花类。用脱脂纱布或脱脂棉花制作，以增加吸水性，用于术中止血、拭血及压迫包扎等。

(一)纱布类

包括不同大小、尺寸的纱布垫、纱布块、纱布球及纱布条。凡进入体腔或深部组织的，一律使用带可透X线钡丝的有带纱条或纱垫，以便物品清点不对数时，可通过X线透视查找。

1. 干纱布垫用于胸、腹部等大手术保护切口。
2. 盐水纱布垫用于深部拭血及保护术中显露的内脏，防止损伤和干燥。
3. 纱布块用于手术中拭血。
4. 纱布球用于术中拭血及分离组织。
5. 纱布条多用于鼻腔内或口腔科手术。
6. 长纱布条多用于阴道、子宫流血及深部伤口的填塞。

(二)棉花类

常用的有棉垫、带线棉片、棉球及棉签。

1. 棉垫用于胸、腹部、四肢等大手术的切口外层敷料。
2. 带线棉片用于脑科、脊柱手术拭血，吸引时保护脑组织及脊髓。
3. 棉球用于消毒皮肤、黏膜、洗涤伤口及眼科手术拭血。
4. 棉签用于采集标本、涂擦药物。

(三)特殊敷料

指需特别制作的敷料，如碘仿纱布是用碘仿(g)、无菌甘油(ml)、95%乙醇(ml)按1∶2∶3的比例浸制而成的，具有杀菌作用，用于消毒止血。碘仿见光易变质失效增加毒性，故需要密闭保存于无菌、密封、避光容器内。

各种敷料制作后一律采用高压蒸气灭菌，每种敷料独立包装，最好采用包装纸封口后高压灭菌后供手术时用；碘仿易分解，不能加热、消毒；碘仿纱条取出后虽未使用，不能再放回容器内。

【手术器械】

任何手术操作，不论大小、复杂或简单，均离不开其工具——手术器械，其更新与发展对手术质量和速度的提高起了很大作用，但最常用的还是手术刀、剪、镊、钳、拉钩等，它是一切手术器械的基础。根据其结构特点不同而分为许多种类型和型号。只有掌握了各种手术器械的结构特点和基本性能，才能正确、灵活地使用，才能达到手术“稳、准、快、细”的基本要求。

(一)基本手术器械

1. 手术刀　主要用于切开和分离组织。由刀片和刀柄组成，根据刀刃的形状分为圆刀、弯刀、球头刀及三角刀，有各种大小规格。一把刀柄可以安装几种不同型号的刀片。使用时需用持针钳夹持刀片安装在刀柄上，使用后用持针钳把刀片从刀柄上取下，避免割伤手指。

2. 手术剪 根据其结构特点有尖、钝、直、弯、长、短各型。据其用途分为组织剪、线剪及拆线剪。组织剪多为弯剪，锐利而精细。用于解剖、剪开分离组织。通常浅部手术操作用直剪，深部手术操作用弯剪。线剪多为直剪，用来剪断缝线、敷料、引流物等。线剪与组织剪的区别在于组织剪的刀刃锐薄，线剪的刀刃较钝厚。所以，绝不能图方便，以组织剪代替线剪，以致损坏刀刃，造成浪费。拆线剪是一页钝凹一页直尖的直剪，用于拆除缝线。

3. 钳类

（1）血管钳　血管钳主要用于钳夹血管或出血点，亦称止血钳。血管钳在结构上主要的不同是齿槽床，由于手术操作的需要，齿槽床分为直、弯、直角、弧形（如肾蒂钳）等。常见的有直、弯两种。弯血管钳有长、短两种，用于深部止血、分离组织等。直血管钳用于夹持浅层组织出血、协助拔针等。

（2）持针器（钳）　主要用于夹持缝针缝合各种组织。有时也用于缝线打结。使用时将持针器的尖夹住缝针的中后 1/3 交界处为宜，多数情况下夹持的针尖应向左，特殊情况可向右，缝线应重叠 1/3，且将绕线重叠部分也放于针嘴内，以利于操作。

（3）布巾钳　用于固定铺盖手术切口周围的手术巾。

（4）卵圆钳（海绵钳）　分为有齿纹、无齿纹两种，有齿纹的主要用于夹持、传递已消毒的器械、缝线、缝针、敷料、引流管等；也用于钳夹消毒棉球，以消毒手术野的皮肤，或用于手术野深部拭血；无齿纹的用于夹持脏器，协助暴露。

（5）组织钳　又称鼠齿钳或 Allis 钳。对组织的压榨较血管钳轻，故一般用于夹持软组织，不易滑脱，如夹持牵引被切除的病变部位，以利于手术进行；也用于钳夹纱布垫与切口边缘的皮下组织，避免切口内组织被污染。

4. 手术镊 分有齿镊和无齿镊两种。有齿镊又称组织镊，镊的尖端有齿，齿又分为粗齿与细齿。粗齿镊用于夹持皮肤、筋膜等较坚韧的组织；细齿镊用于精细手术，如肌腱缝合、整形手术等。无齿镊又称平镊或敷料镊，其尖端无钩齿，用于夹持血管、神经及其他较脆弱的组织与敷料。浅部操作时用短镊，深部操作时用长镊。

5. 拉钩 又称牵开器。皮肤拉钩为耙状牵开器，用于浅部手术的皮肤拉开。甲状腺拉钩为平钩状，常用于甲状腺部位的牵拉暴露，也用于腹部手术作腹壁切开时的皮肤、肌肉牵拉。“S”形拉钩用于牵引腹腔脏器。自动拉钩用于牵开显露胸、腹腔。

6. 缝合针 针尖按形状分为圆头、三角头及铲头三种，针体有近圆形、三角形及铲形三种。根据针尖与针眼两点间有无弧度可分为直针和弯针。三角针前半部为三棱形，较锋利，用于缝合皮肤、软骨、韧带等坚韧组织；圆针对组织损伤小，用于缝合血管、神经、脏器、肌肉等软组织。目前多采用针线一体的缝合针（无针眼），这种针线对组织所造成的损伤小（针和线的粗细一致），可防止缝线在缝合时脱针与免去引线的麻烦。

7. 吸引器 用于吸除手术野中出血、渗出物、脓液、空腔脏器中的内容物，便于暴露手术野，减少污染。

8. 探条及扩张器 有胆囊探条、尿道探条和各种探针，用于空腔、窦道探查和扩大腔洞等。

手术器械使用后，应彻底用清水洗刷干净，烘干、上专用油保护，消毒或灭菌后分类放于器械柜内，或直接包入器械包中高压灭菌备用。特殊感染手术术毕器械按先消毒、后清洗、再灭菌的顺序处理（注：朊毒体感染的用4%氢氧化钠浸泡60min）。

（二）特殊器械

1. 内镜类 如膀胱镜、腹腔镜、胸腔镜、关节镜等。

2. 吻合器类 如食管、胃、直肠和血管等的吻合器。

3. 其他 如电刀、激光刀、电锯、取皮机、手术显微镜等。

器械按专科进行分类放置、专人管理、定点放置、定期检查和保养维修。每次使用前后检查各部件是否齐全，连接处有无松动，性能是否良好。各种器械根据其制作材料不同选用合适的灭菌方法。对耐湿热的器械首选高压高温蒸气灭菌法；对于不耐高温的器械及软镜采用过氧化氢低温等离子灭菌法；对接触或跨越手术野的仪器部件要进行灭菌处理，摄像线、光源线、手术显微镜调节部位使用时用无菌护套套上，即便于无菌操作又能有效防止手术台上盐水浸湿和血迹的污染。

【缝线类】

根据缝线的吸收性可分为可吸收缝线和不可吸收缝线两类，用于结扎血管、缝合组织和脏器。缝线的粗细用号码标明，常用的有1、4、7、10号线，号码越大表示线越粗。细线则以0表明，0数越多线越细。理想的缝线是拉力强度大、结扎牢、不易滑脱、组织反应轻微、灭菌方便、灭菌后不变质、对人体无害、价格低等。

1. 不可吸收缝线 不可吸收缝线不能被机体的酶类消化也不能被水解，如丝线、金属线、尼龙线等。医用丝线是由蚕丝经涂蜡后编织或纽织的多股缝线，具有良好的柔顺性、打结安全性及较高的抗张强度，是临床最常用的不可吸收缝线。尼龙线及金属线常用于减张缝合。

2. 可吸收缝线 可分为天然材质的可吸收缝线和化学合成的可吸收缝线。天然的可吸收缝线是通过机体内的酶类进行消化的，可分为普通肠线和经过铬盐溶液处理的铬化肠线等。天然可吸收缝线的使用常会遇到，如缝线的抗原性、组织反应以及吸收速率难以预测等问题。人工合成缝线是通过水解作用（水分逐渐渗透到缝线内，引起缝线聚合物链分解的过程）而被消除的，如Dexon（PGA、聚羟基乙酸）、Maxon（聚甘醇碳酸）、Vicryl（Polyglactin 910、聚乳酸羟基乙酸）、PDS（Polydioxanone、聚二氧杂环乙酮）。与天然的可吸收缝线的酶解作用相比，植入后的人工合成缝线水解作用仅引起较弱的组织反应，张力维持时间和材质吸收时间稳定，目前临床使用范围非常广泛。

3. 缝线临床应用的选择原则 选择应用不吸收缝线或时效较长的可吸收缝线来缝合愈合缓慢的组织，如筋膜、肌腱等。用可吸收缝线缝合生长愈合较快的组织，如胃、结肠、膀胱等。对于特别强调美容效果的部位，可考虑使用最细的惰性单股缝合材料，如尼龙缝线、聚丙烯缝线等。由于存在于含有高浓度晶体溶液内的异物可能会引起沉淀和结石形成，因此在进行泌尿系、胆管手术时，应使用可吸收缝线。

【引流物】

外科引流是指将人体组织间或体腔中积聚的脓、血或其他液体引流到体外的技术。常用的引流物有：

1. 凡士林纱布 在容器中放入适当大小多层纱布，加入一定比例的凡士林，经高压蒸气灭菌后即成。用于浅部创口引流或植皮手术创面的覆盖等。

2. 橡皮引流片 用医用橡皮手套剪制成条状，灭菌后备用。用于浅层组织引流，如甲状腺手术或脑部手术。

3. 烟卷式引流 制作时将细纱布卷成卷烟状，外层用橡胶膜覆盖即可。用于腹腔或深部组织引流(现已很少用)。

4. 管状引流管 有各种粗细的橡胶、硅胶或塑料类制品，包括普通引流管、双腔或三腔引流管、T形引流管、蕈状引流管等，用途各异，如普通引流管用于创腔引流，双腔或三腔引流管用于腹腔脓肿、胃肠、胆或胰瘘等的引流。各种引流物现在多由医院设备科集中采购有独立包装的已灭菌的产品，非常方便。

第四节 手术人员的准备

【一般准备】

手术人员进入手术室前先在更衣室更换手术室准备的鞋、洗手衣裤、手术帽和口罩，穿洗手衣裤时上衣应系进裤腰内，内衣不得外露。修短指甲，不可涂指甲油，不佩带外露的首饰。手术帽应覆盖所有头发，长发者应先固定再戴帽子。口罩须遮住口鼻，鼻孔不能外露。

【手臂的洗刷与消毒】

1. 肥皂液刷手、75%乙醇浸泡法 用肥皂液按普通洗手法将双手及前臂洗净，再用消毒毛刷蘸取消毒肥皂液依次刷洗双手及前臂，从指尖到肘上10cm。刷洗时，把每侧分成从指尖到手腕、从手腕到肘及肘上10cm三个区域依次刷洗，每一区域的左右侧手臂交替进行。刷手时特别注意甲缘、甲沟、指蹼等处的刷洗。刷洗时稍用力，速度稍快，时间约3min。一遍刷完后，指尖朝上肘向下，用清水冲洗手臂上的肥皂水。然后，另换一消毒毛刷，同法刷洗第二、三遍，共约10min。用无菌毛巾从指尖至肘部擦干，擦过肘部的毛巾不可再擦拭手部，以免污染。将双手及前臂浸泡于75%乙醇溶液内5min，浸泡范围至肘上5～6cm处。若乙醇过敏，可改为0.1%苯扎溴铵溶液浸泡3min。浸泡消毒后保持拱手姿势，双手不得下垂，不能接触未经消毒的物品。否则，重新浸泡消毒。

2. 碘附刷手法 用肥皂液按上述方法刷洗双手、前臂至肘上10cm，约3min，清水冲净，用无菌毛巾擦干；用浸透0.5%碘附的纱布，依次从指尖向上涂擦至肘上10cm处，同法涂擦另一侧手臂，注意涂满；换纱布再擦一遍，保持拱手姿势，使其自然干燥。

3. 免刷手消毒方法 取适量的洗手液按专业洗手七步法清洗双手，前臂至肘上10cm处，并认真揉搓，用流水冲净干净，无菌巾擦干；取适量的免刷手消毒液于一手掌心，另一手指尖在该手掌心内揉搓，用剩余的消毒液从腕部环形向上涂抹至另一手的肘上5cm处；换手，重复上述步骤；再取适量的免刷手消毒液于一手掌心，双手掌心相对揉搓，直至手消毒液干燥，双手保持拱手姿势置于胸前，不得下垂。

【穿无菌手术衣】

自器械台上拿取无菌手术衣，选择较宽敞处站立，认清衣服的上下和正反面，手提衣领，抖开衣服，使正面朝前(注意衣服勿触碰其他物品或地面)；将手术衣轻轻抛起，双手顺势插入袖中，手向前伸，不可高举过肩，也不可左右侧撒开，以免触碰污染；戴好无菌手套，将前襟的腰带交由巡回护士用无菌持物钳接取，穿衣者原地转一圈后，接无菌腰带自行系于腰间。穿好手术衣后，双手需保持在肩以下、腰以上、腋前线以内的无菌区域内，见图 3-1。

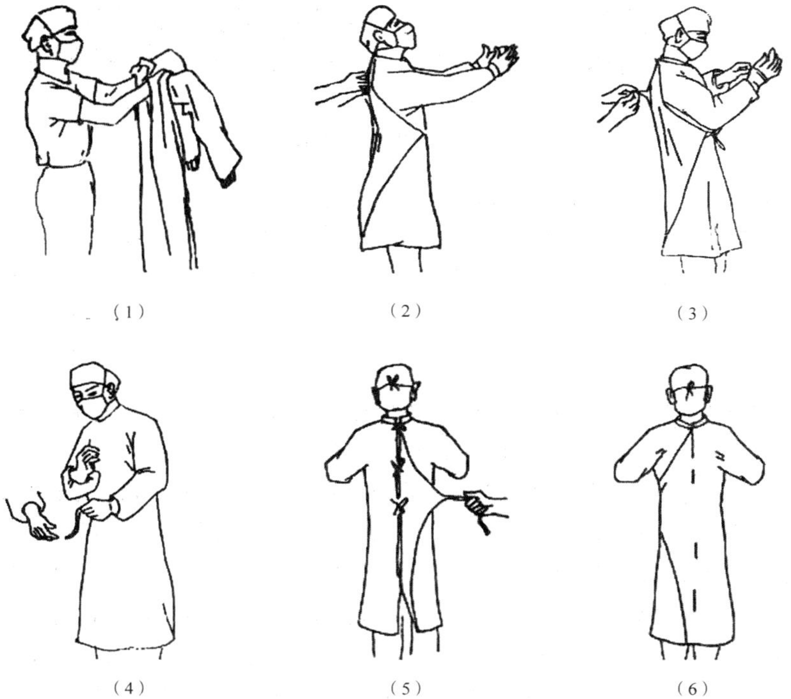

图 3-1 穿无菌手术衣

【戴无菌手套】

1. 传统法 从手套袋中取出手套，以右手持两只手套的翻折部(手套内面)使两只手套掌面对合，拇指朝前。套入左手，然后用已戴好手套的左手手指伸入右手套翻折部下面，再套入右手。两手套戴好后，再将手套翻折部包住手术衣袖口，最后用无菌生理盐水冲洗手套外面的滑石粉，见图 3-2。

2. 无接触法 穿无菌手术衣后，手不出袖口。隔着衣袖右手取左手的无菌手套，扣于左手袖口上。注意手套的手指向上，并与左手各手指相对。左手隔着衣袖扣住手套的侧翻折边，右手隔着衣袖，将另一侧翻折边翻套于袖口上，左手伸入手套内。再用已戴好手套的左手，同法戴右手手套。最后用无菌生理盐水冲洗手套外面的滑石粉。

3. 连台手术更换手术衣和手套法 若是连台手术，手套也未曾破损，术后先脱手术衣，后脱手套。先解开手术衣领带、腰带，将手术衣的肩部外翻，顺势反面脱下，使手套的腕部随之翻转于手上，然后用右手扯下左手手套，最后左手指在右手掌部推下右手手套。以流水冲

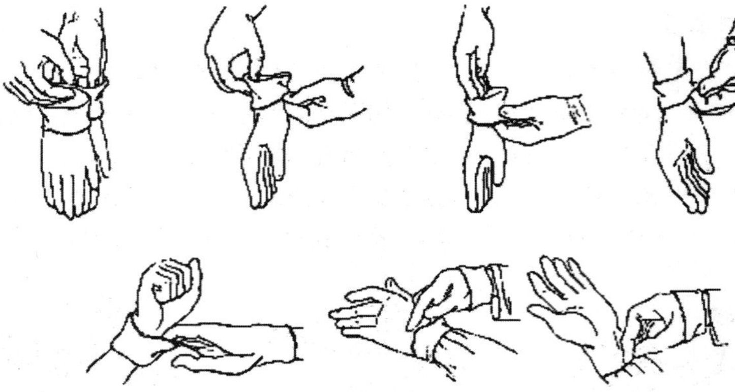

图 3-2 戴无菌手套

去手上的滑石粉，用无菌毛巾揩干后，用 75%乙醇泡手 5min 或用外科手消毒剂进行手消毒；若前台为污染手术或手套破损，需连台手术时，应重新常规刷手消毒。脱手术衣时应注意双手及手臂不被手术衣外面所污染；脱手套时应注意保护清洁的手不与手套外面接触污染。

【器械准备】

1. 器械台的准备 手术器械台用于手术中放置各种无菌物品及器械。器械台分大、小两种，可根据手术的性质、范围选择并准备无菌台。

2. 铺无菌台 由洗手护士准备清洁、干燥、平整、宽敞的器械台，将无菌手术包平放在器械台上。使用无菌手术包前，核对无菌包的名称、灭菌日期，手术包是否松散、潮湿，查看化学指示胶带颜色改变情况；依次揭开包布外角、左右两角和内角。若是双层包裹的无菌包，则内层包布需用无菌持物钳打开；用无菌持物钳夹取所需物品，放在事先准备好的无菌区内；如包内物品未一次用完，须按原折痕依次包好，并注明开包日期及时间，有效期为 24h。如包内物品已污染，则须重新灭菌；包内物品如一次全部取出，可将包托在手上，另一手将包布四角抓住，稳妥地将包内物品全部投入到无菌区域内。

无菌布单一般要铺 4～6 层，无菌布单下垂于台缘不少于 30cm。洗手护士刷手完毕穿无菌手术衣、戴无菌手套后整理器械台，将器械分类、有序地摆放于器械台上。

3. 器械托盘 将刀、剪、钳等常用器械和物品放在紧靠手术台的升降器械托盘上，以便随取随用。器械安放井然有序，台面保持干燥、整洁。对用过的器械必须及时收回、揩净，安放在一定的位置，排列整齐。暂时不用的放置器械台的一角，不能混淆。

第五节 手术患者的准备

DAORU QINGJING

导入情景

情景描述：

患者，男性，曾因上消化道出血住院治疗，于 2 天前突然出现头晕、乏力、黑便，经内科治疗后，症状没有缓解。实验室检查：RBC 3.0×10^{12}/L，Hb 92g/L，WBC 4.7×10^{9}/L，大便隐血试验(＋＋＋)。拟“胃十二指肠溃疡”准备在全麻下行“胃大部切除术”。

若你是责任护士，请问：

1. 针对该患者，巡回护士在术前应做好哪些准备？

2. 患者在手术时应采取什么体位？简述手术体位安置的原则。

【一般准备】

全身麻醉或椎管内麻醉的患者在术前 30～40min、低温麻醉的患者需提前 1h 到达手术室。手术室护士认真做好“三查七对”和麻醉前准备工作及点收所带药品。

【体位安置】

根据患者的手术部位，巡回护士安置合适的手术体位。体位安置原则：①按手术要求，充分暴露手术野，减少不必要的裸露患者；②保证患者的安全与舒适；③能维持正常的呼吸功能，颈部、胸部避免受压；④能维持正常的循环功能，避免身体局部受压，应使用较宽的固定带，松紧适宜；⑤重要的神经不能受压或牵拉损伤，如上肢外展不得超过 90°，以免损伤臂丛神经；下肢要保护腓总神经不受压；俯卧位时小腿要垫高，使足尖自然下垂；⑥肢体不悬空，应托垫稳妥，见图 3-3。

(一)仰(平)卧位

适用于胸壁、腹部、颌面部、骨盆及下肢等手术。患者平卧，用中单固定两臂于身体两侧，用约束带固定膝关节。肝、胆、脾、胰手术时，应将腰桥上缘对准胸骨剑突平面，便于暴露手术野。乳房手术，术侧靠近台边，肩胛下垫一软垫，上臂外展置于臂托上，健侧上肢固定于体侧。

(二)颈仰卧位

患者仰卧，肩下垫一圆枕，与肩平齐，抬高肩部 20°，头部后仰，颈部两侧用沙袋固定，颈前充分暴露，双手用中单包裹固定于身体两侧，膝关节以上约束带固定。手术床头调高 15°～20°。

(三)侧卧位

1. 胸部手术侧卧位 患者侧卧 90°，患侧在上，健侧距腋下 5～10cm 处垫一软枕，双上肢前伸固定于托手架上。上腿屈髋屈膝 70°，下腿自然伸直，两腿间放一软垫。尾骶部与耻骨联合两侧各垫一软垫后用固定器进行固定。腕部、膝关节、骨盆处用约束带固定。

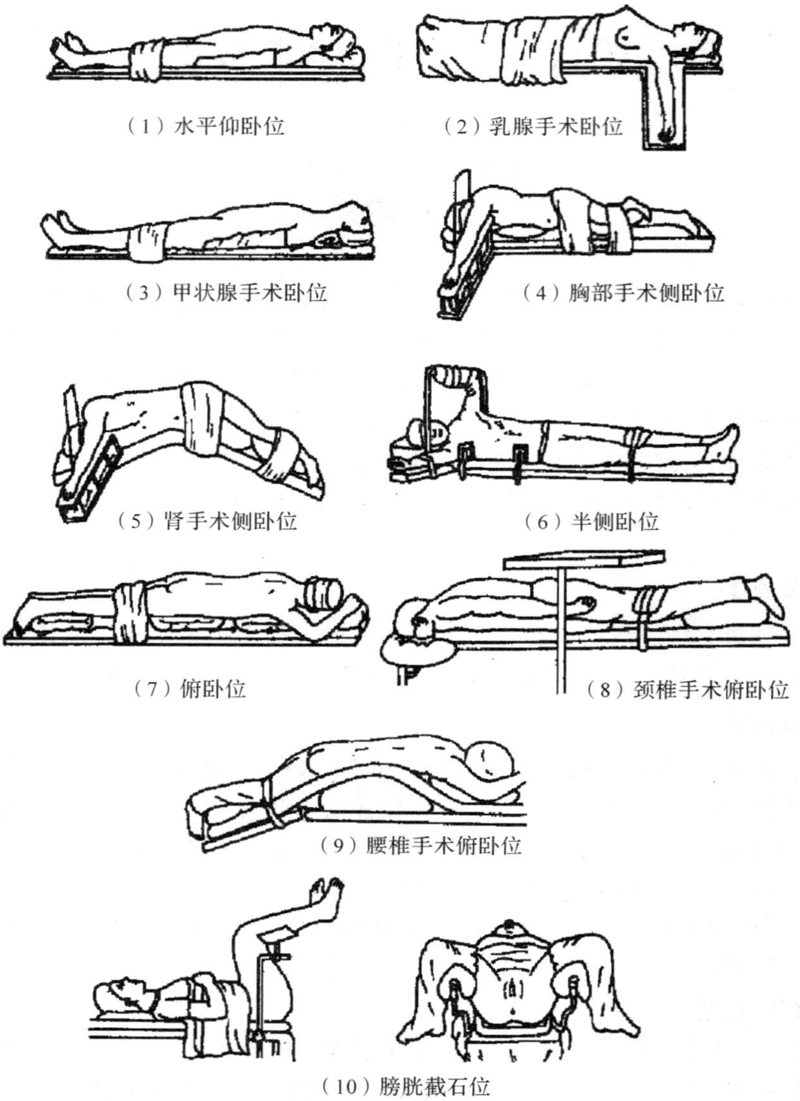

（1）水平仰卧位
（2）乳腺手术卧位
（3）甲状腺手术卧位
（4）胸部手术侧卧位
（5）肾手术侧卧位
（6）半侧卧位
（7）俯卧位
（8）颈椎手术俯卧位
（9）腰椎手术俯卧位
（10）膀胱截石位

图 3-3　常见手术体位

2. 肾脏手术侧卧位　基本同胸部手术侧卧位。其不同点是腰桥对准患者的肾区（第 11、12 肋平面），腰部垫软枕，手术床头、尾部适当摇低，使腰部抬高。上腿伸直，下腿屈曲 90°。

（四）半侧卧位

适用于胸腹联合切口手术。患者先平卧，然后在背部、腰、臀部各放一软垫使身体向非手术侧转 30°～50°，手术侧在上，手臂屈曲固定在搁手架上，手术侧臀部与膝下垫软垫，约束带固定臀部和膝部。

（五）俯卧位

适用于脊椎和背部手术。患者俯卧，头偏向一侧，两上肢向前屈曲，置于头部两侧并固定，胸腹部用模块式俯卧位垫支撑，两小腿下垫大小合适的软垫，使双髋双膝关节屈曲20°，腘窝处用约束带固定。

(六)膀胱截石位

适用于会阴部、阴道、肛门等手术。患者仰卧，臀部下缘与手术床下1/3交接处的可折部对齐。更换袜套，两腿分放在两侧搁脚架上，两大腿外展夹角60°～90°，腘窝部垫软垫，外用扎脚带固定。手术台的腿板放下。

(七)半坐卧位

适用于扁桃体、鼻中隔、鼻息肉等手术。把手术床头端摇高75°，床尾摇低，两腿半屈，头与躯干依靠在摇高的手术床上，整个手术床后仰15°，两手用中单固定于体侧。

【手术区皮肤消毒】

先检查手术区的皮肤的清洁程度、有无破损及感染。目前国内普遍使用5%的聚维酮碘溶液作为皮肤消毒。消毒范围包括手术切口周围15～20cm的区域，如有切口延长可能，应扩大消毒范围。具体消毒方法是用5%的聚维酮碘溶液涂擦患者手术区域2遍即可，对婴幼儿皮肤消毒、面部皮肤、口鼻腔黏膜、会阴部手术消毒一般均采用5%的聚维酮碘溶液，植皮的供皮区用75%乙醇消毒3遍。清洁伤口手术时，消毒以切口为中心，逐步向四周扩展，消毒区内不留空白，不得来回涂擦。肛门、感染伤口手术时，则由手术区外围逐渐向内涂向肛门、伤口处。消毒者的手切勿接触患者的皮肤或其他物品。术者消毒皮肤后再次手消毒，穿无菌手术衣及戴无菌手套。

【手术区铺巾】

手术区皮肤消毒后铺无菌巾，其目的除显露手术切口所必需的最小皮肤区之外，遮盖手术患者其他部位，使手术周围环境成为一个较大范围的无菌区域，以避免和尽量减少手术中的污染。手术区周围一般应有6层无菌巾遮盖，其外周至少有2层；小手术仅铺无菌孔巾一块即可。以腹部手术为例：需手术巾4块、无菌手术薄膜1块或布巾钳4把、中单2条、剖腹单1条。其铺巾步骤如下(见图3-4)：①皮肤消毒后，器械护士传递1、2、3块手术巾，1/4折边对向医生，依次铺盖切口的下方→对侧→上方；②第4块手术巾1/4折边向着器械护士，铺盖切口的近侧；③将无菌手术薄膜放于切口的一侧，撕开一头的防黏纸并向对侧拉开，将无菌手术薄膜覆盖于手术切口部位或用4把布巾钳固定手术巾；④在切口的上、下方各加盖一条中单，先向上外翻遮盖上身和麻醉架，再向下展开下垂于手术台边缘下30cm以上；⑤待手术医生穿好无菌手术衣，戴好无菌手套后，铺剖腹单，其开口对准切口部位，头端要铺盖过患者头部和麻醉架，两侧及足端应下垂超过手术台边缘30cm；⑥手术开始后器械护士传递术中所需器械和物品、穿针线，并及时收回、擦净，摆放整齐，术中严格遵守无菌操作规则。

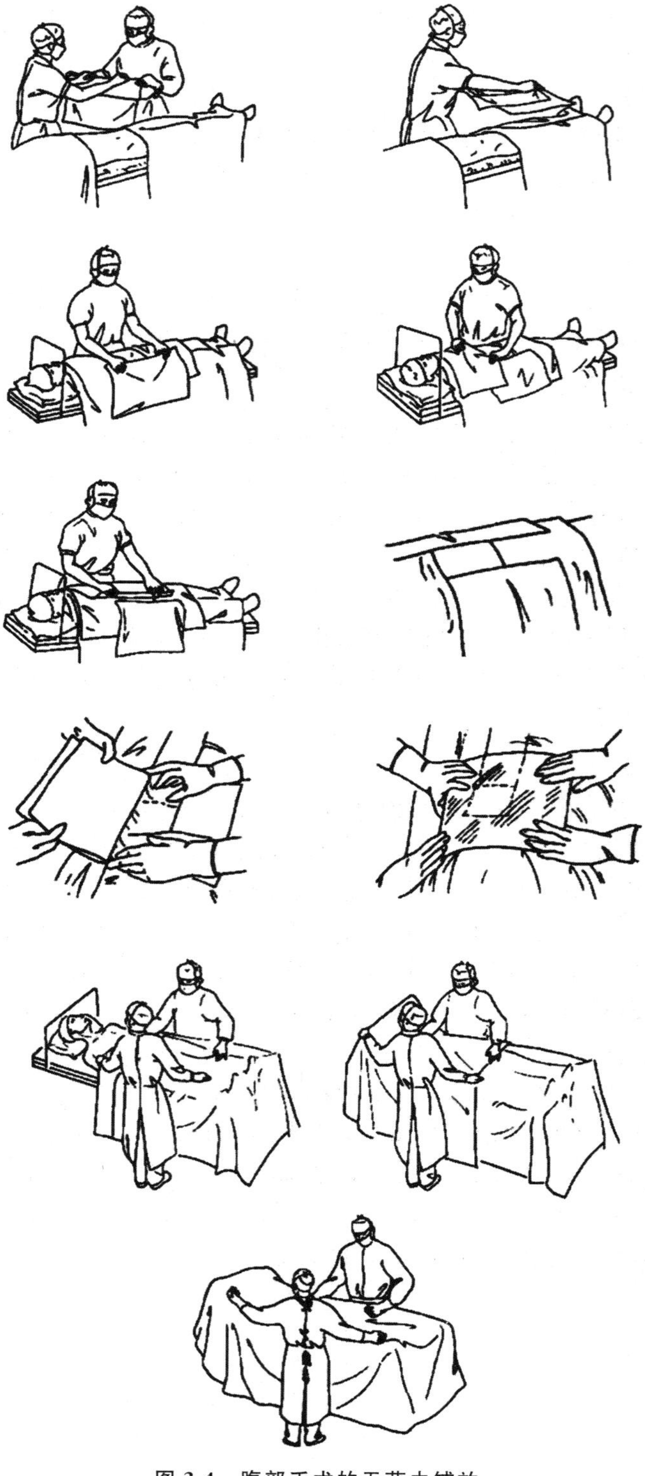

图 3-4　腹部手术的无菌巾铺放

（周淑萍　孙慧芳）

练习与思考

(一)选择题

A1 型题

1. 巡回护士的职责不包括 (　　)
   A. 检查手术前设备及手术需用物品
   B. 核对患者姓名、床号、施术部位
   C. 术中观察病情变化,执行口头医嘱,配合抢救
   D. 关闭体腔前与手术护士共同清点器械物品
   E. 术毕整理手术台和清洗器械
2. 胃部手术常采用的手术体位是 (　　)
   A. 半卧位　B. 仰卧位　C. 侧卧位
   D. 俯卧位　E. 半侧卧位
3. 手术过程中,清点核对器械、敷料的时间是 (　　)
   A. 手术开始前和准备关体腔前
   B. 手术进行中　C. 手术开始前
   D. 开始缝合皮肤前　E. 手术完毕后
4. 不属于手术护士的具体职责是 (　　)
   A. 手术前一天了解病情
   B. 提前 15～30min 洗手
   C. 手术中密切配合
   D. 手术结束后,做手术室清洁和消毒工作
   E. 手术结束后,整理手术台清洗器械
5. 手术护士与巡回护士应共同完成的工作为 (　　)
   A. 术中观察病情　B. 传递器械　C. 安置手术体位
   D. 清点器械敷料　E. 术后清洗器械
6. 肾脏手术采用的体位是 (　　)
   A. 仰卧位　B. 俯卧位　C. 侧卧位
   D. 半卧位　E. 截石位
7. 手术护士职责范围之外的任务是 (　　)
   A. 给患者摆体位,输血或输液　B. 了解病情和手术目的,提前洗手
   C. 术中传递器械　D. 术中密切观察手术步骤
   E. 术毕关腹前清点器械、敷料、缝针等
8. 手术护士经无菌准备后应保持的无菌区是 (　　)
   A. 双肩以上及胸部　B. 双手及胸、腹部、腋下　C. 双手及胸、腹部
   D. 双手及腰以上胸背部　E. 双手及臂、肩以下,腰以上前胸部
9. 须用可吸收缝线缝合的组织器官是 (　　)

A. 腹膜　B. 腱膜　C. 膀胱
D. 结肠　E. 胰腺

10. 胸科手术体位安置哪项是错误的　(　　)
A. 患侧在上，侧卧 90°　B. 患侧下肢屈曲　C. 腋下置软垫
D. 头低 15°，脚低 35°　E. 双上肢前伸固定于托手架上

11. 关于戴无菌手套，脱污染手套，下述描述哪项是错的　(　　)
A. 戴无菌手套时，注意勿触及手套外面
B. 脱污染手套时，手套外面不能触及皮肤
C. 常规洗手后，如用干手套，先穿手术衣后戴手套
D. 手术结束后先脱手术衣，后脱手套
E. 常规洗手后，如用干手套，先戴手套后穿手术衣

12. 腔镜器械的消毒灭菌宜用　(　　)
A. 75%酒精浸泡法　B. 煮沸法　C. 紫外线照射法
D. 高压蒸气灭菌法　E. 过氧化氢低温等离子灭菌法

13. 对手术器械最有效的灭菌法是　(　　)
A. 燃烧法　B. 高压高温蒸气灭菌法　C. 煮沸消毒法
D. 烤箱干热灭菌法　E. 微波消毒灭菌法

14. 梅雨季节灭菌后的无菌物品其有效保存期为　(　　)
A. 12h　B. 24h　C. 1 天
D. 5 天　E. 7 天

15. 刷手范围包括双手、前臂及肘关节以上多少范围处　(　　)
A. 5cm　B. 10cm　C. 15cm
D. 20cm　E. 25cm

16. 皮肤缝合常用针　(　　)
A. 小圆针　B. 矮胖针　C. 大圆针
D. 三角针　E. 带线圆针

17. 一台手术的参观人数一般不超过　(　　)
A. 1 人　B. 2 人　C. 3 人
D. 4 人　E. 5 人

18. 不符合手术无菌要求的是　(　　)
A. 切口周围铺巾 4 层以上
B. 无菌布单垂缘 30cm 以上
C. 缝针别在无菌铺台巾上，避免丢失
D. 切开空腔脏器前，用纱布覆盖周围组织
E. 器械落在台面下，虽未着地亦不可使用

19. 下列有关肥皂刷手法步骤的描述，正确的一项是　(　　)
A. 范围应从手指尖到肘上 5cm
B. 冲水时应将手指及肘均朝下

C. 浸泡75%乙醇范围应到肘上3cm
D. 浸泡在乙醇桶内的时间为5min
E. 浸泡乙醇后应擦干手臂

20. 手术人员手臂刷洗消毒后，手臂应保持的姿势是　　（　　）
A. 手臂向上高举　　B. 手臂自然下垂　　C. 胸前拱手姿势
D. 手臂向前伸　　E. 双手放置背后

21. 可以采用高压蒸气灭菌的物品是　　（　　）
A. 手术刀片　　B. 手术衣　　C. 玻璃烧瓶
D. 橡胶手套　　E. 手术缝线

22. 关于手术人员手臂的消毒方法，正确的一项是　　（　　）
A. 灭菌王是含碘的高效复合型消毒液，无须用肥皂水洗手
B. 0.5%碘附涂擦三遍后保持拱手姿势，自然干燥
C. 用肥皂水刷手10min，浸入75%乙醇中5min
D. 用0.5%碘附纱布涂抹后，再以75%乙醇纱布擦拭
E. 无菌性手术完毕后手套未破，若需连续手术，应刷手5min，浸泡5min

23. 手术过程中无菌单下垂于器械台或手术台不少于　　（　　）
A. 15cm　　B. 20cm　　C. 25cm
D. 30cm　　E. 35cm

24. 穿无菌衣和戴无菌手套后，必须保持无菌的部位是　　（　　）
A. 整个胸、腹、背部和双上肢
B. 整个颈肩、胸、腹、背部
C. 腰部以上的前胸、后背和双上肢
D. 腰部以上的前胸和肩部
E. 肩以下、腰以上前胸部及双上肢

25. 布类物品经高压蒸气灭菌后，一般可保留　　（　　）
A. 3天　　B. 1周　　C. 2周
D. 3周　　E. 4天

26. 以下描述哪项是错误的　　（　　）
A. 乳胶片引流条用于浅部切口和小量渗液的引流
B. T形引流管用于胆管减压和胆总管引流
C. 烟卷式纱布引流条常用于腹腔或浅部组织内的引流
D. 双腔(或三腔)引流管多用于腹腔脓肿和胃肠、胆或胰漏的引流
E. 凡士林纱布用于浅部创口引流或植皮手术创面的覆盖

27. 结肠造口术后，施行瘘口关闭术时，正确的手术区皮肤消毒的顺序是　　（　　）
A. 由手术区外周涂向瘘口周围　　B. 由手术区中心部向四周涂擦
C. 由手术患者头侧涂向足侧　　D. 由手术者一侧涂向对侧
E. 无须按一定的顺序，只要消毒彻底

28. 手术室内适宜的温度是　　（　　）

A. 18～20℃　　B. 20～23℃　　C. 20～25℃
D. 25～28℃　　E. 28～30℃

29. 属于洁净区的是　　(　　)
A. 麻醉准备间　　B. 实验室　　C. 会议室
D. 手术间内走廊　　E. 消毒室

30. 下列手术区皮肤消毒方法错误的是　　(　　)
A. 无菌伤口由手术中心向四周涂擦
B. 感染伤口应由外周向中心涂擦
C. 会阴部切口应由外周向中心涂擦
D. 接触污染部位的药液纱布,不应返擦消毒处
E. 应用力来回涂擦,以彻底消毒

31. 有关手术进行中的无菌概念,错误的一项是　　(　　)
A. 一经洗手,手臂不准接触未经消毒之物品
B. 穿无菌衣和戴无菌手套后,手只能接触无菌衣和手术台边缘以上部分
C. 不可以在手术人员背后传递器械手术用品
D. 坠落到无菌巾或手术台边以外的器械物品不可拾回再用
E. 手术中发现手套破损或接触到有菌的地方,应更换手套

32. 手术室分区中不属于洁净区的是　　(　　)
A. 恢复室　　B. 无菌物品贮藏室　　C. 手术间
D. 手术间走廊　　E. 刷手间

33. 腹部手术铺巾原则　　(　　)
A. 先上后下,先近后远　　B. 先下后上,先近后远
C. 先下后上,先远后近　　D. 先上后下, 先远后近
E. 先远后近,先下后上

A2 型题

34. 赵护士,在手术过程中手术衣被血液浸湿,正确的做法是　　(　　)
A. 迅速更换后继续手术　　B. 不作处理继续手术　　C. 再穿上一件手术衣
D. 停止手术　　E. 以上都可以

35. 王护士,因工作疏忽,无菌包外未贴消毒指示带,应怎样处理　　(　　)
A. 补贴指示带　　B. 放入其他贴有指示带的包中
C. 继续使用　　D. 补贴指示带后重新消毒
E. 以上都可以

36. 陈护士把无菌物品存放于无菌室的物架上时,与地面、墙面、天花板分别需保持多少距离　　(　　)
A. 20cm,20cm,20cm　　B. 20cm,5cm,50cm　　C. 5cm,20cm,20cm
D. 50cm,50cm,50cm　　E. 5cm,20cm,50cm

37. 洁净手术室内行胃大部分切除手术后,巡回护士小王应怎样进行空气消毒　　(　　)
A. 通风　　B. 乳酸熏蒸　　C. 甲醛熏蒸

D. 高效过滤器物理过滤除菌　　E. 过氧乙酸熏蒸

38. 洗手刘护士不慎将器械从手术台上坠落，不正确的做法是　（　）

A. 冲洗后再用　　B. 不得再使用　　C. 应立即计数

D. 暂不拿出手术间　　E. 须核实无误后，才可关闭胸、腹腔

39. 手术室张护士拟作一台手术的巡回护士，其职责不包括　（　）

A. 核对患者姓名　　B. 向患者作解释和安慰　　C. 管理器械台

D. 安置患者手术体位　　E. 手术后整理手术器械

40. 器械护士甲在传递手术器械中错误的一项操作是　（　）

A. 将器械柄轻击手术者掌心

B. 将器械尾传递给手术者

C. 将手术刀锋端传递给手术者

D. 弯钳、弯剪之类应将弯曲部位朝上

E. 弯针应以持针器夹住中后 1/3 交界处

41. 王医生穿好无菌手术衣、戴好无菌手套后，其双手应该　（　）

A. 放在胸前　　B. 自然下垂　　C. 交叉放于腹部

D. 交叉于腋下　　E. 抱臂于胸前

42. 患者孙先生拟接受会阴部手术，其体位应安置于　（　）

A. 俯卧位　　B. 膀胱截石位　　C. 侧卧位

D. 半坐位　　E. 平卧位

43. 张医师在手术过程中不慎被缝针刺破手套，正确的做法是　（　）

A. 用 5%碘附擦拭　　B. 更换手套　　C. 重新洗手更换手套

D. 用 75%乙醇消毒　　E. 终止手术

44. 某患者拟行“脊髓腔减压术术”，其手术体位应安置于　（　）

A. 半侧卧位　　B. 侧卧位　　C. 俯卧位

D. 半坐位　　E. 平卧位

45. 王护士将普通外科中的Ⅰ类无菌手术，宜安排在哪种洁净手术室　（　）

A. Ⅰ级特别洁净手术室　　B. Ⅱ级标准洁净手术室　　C. Ⅲ级一般洁净手术室

D. Ⅳ级准洁净手术室　　E. 普通手术室

A3 型题/A4 型题

（46—48 题共用题干）

男性，50 岁，拟行肾癌根治术，护士甲为其巡回护士，护士乙为其器械护士。

46. 应为患者安置的体位是　（　）

A. 俯卧位　　B. 侧卧位　　C. 半侧卧位

D. 半坐位　　E. 平卧位

47. 护士甲在手术前的工作内容包括　（　）

A. 安置患者体位　　B. 整理器械桌　　C. 协助医师铺手术单

D. 清洗器械　　E. 洗手，戴无菌手套

48. 护士乙在手术过程中的职责不包括　（　）

A. 保持器械桌整洁　　B. 保留手术中采集的标本

C. 随时清理缝线残端　　D. 随时调整灯光

E. 清洗手术器械

(49—53 题共用题干)

患者张某,因患结肠癌,拟行结肠癌根治术。

49. 此类手术宜安排的洁净手术室的级别是　　(　　)

A. Ⅰ级特别洁净手术室　　B. Ⅱ级标准洁净手术室　　C. Ⅲ级一般洁净手术室

D. Ⅳ级准洁净手术室　　E. 普通手术室

50. 手术进行中,器械护士与巡回护士的共同职责是　　(　　)

A. 维持输液通畅　　B. 随时调节灯光　　C. 清点缝线、缝针和纱布

D. 协助手术者铺单　　E. 传递手术器械

51. 手术切开肠管时应　　(　　)

A. 盐水纱布擦拭胃肠道　　B. 手术者更换手套　　C. 抗生素撒于肠道

D. 更换手术台无菌巾　　E. 用纱布垫遮盖保护周围组织

52. 以下手术进行中的无菌原则错误的是　　(　　)

A. 器械桌应保持清洁干燥

B. 下坠超过手术边缘以下的敷料及缝线等若未污染可取回使用

C. 手术边缘以下的布单不可接触

D. 手术人员调换位置时,应背对背调换

E. 若手套破损应立即更换

53. 手术结束后,器械处理方法正确的是　　(　　)

A. 由巡回护士处理术后器械

B. 去除血渍、油垢后用灭菌水冲净即可

C. 用于污染手术后的器械须焚烧处理

D. 内镜器械处理后垂直悬挂

E. 锐利、精细器械首选高压蒸气灭菌

(二)填空题

54. 严格执行术中点数制度,这五数是数________、数________、数________、数________、数________。

55. 手术中期的护理目的是________________________________。

56. 手术室布局可分为________、________、________三个区。

57. 手术间内适宜温度为________℃,湿度为________%。

58. 铺无菌手术台和器械台无菌布单至少要有________层厚度。

59. 常用的手术体位有________、________、________、________、________。

60. 持针器应持在距针尾的后________处。

61. 肥皂水刷手的范围________________________________。

62. ________体位适用于脊柱及其他背部手术,________体位适用于胸、腰部及肾手术,________体位适用于会阴部、尿道、肛门部手术。

63. 手术区皮肤消毒范围包括切口周围至少________厘米以内的皮肤。

64. 无菌器械台布单一般要铺________层，无菌布单下垂于台缘至少________。

65. 手术人员穿好手术衣、戴好无菌手套后，无菌区范围限于________、________、________。手术过程中手术人员调换位置时，应 ________。

66. 手术物品的清点时机为________、________。

67. 特殊感染手术术毕器械按________、________、________的顺序处理。

68. 从无菌技术的角度出发，切开空腔脏器之前应用________保护周围组织。

69. 手术中器械台敷料如被无菌盐水打湿了应立即________。

70. 参观手术时，参观者与术者背部距离不少于________，如不慎接触手术者的衣袖，术者应立即________。

71. 仰卧位上肢外展不得超过________，以防损伤________神经。

(三)名词解释

72. 无菌技术

73. 特异性感染

(四)简答题

74. 手术室护士在手术进行期间，主要的护理职责是什么？

75. 理想缝线的选择条件是什么？

76. 手臂消毒的目的是什么？

77. 戴无菌手套的要求有哪些？

78. 为什么手术患者特别是老人或有心血管疾病的患者恢复到仰卧位时，必须缓慢进行？

79. 穿无菌手术衣的要求及穿无菌手术衣后的无菌范围是什么？

80. 如何正确使用无菌包？

81. 患者进入手术间后查对内容包括哪些？

82. 摆放手术体位的要求是什么？

83. 从无菌原则的角度简述污染手术的隔离技术。

84. 手术进行中洗手护士和巡回护士的主要职责有哪些？

85. 手术体位的摆放原则是什么？

(五)病例分析

86. 患者陈某，女性，61 岁，因阵发性腹痛、腹胀、肛门无排气排便 4 天住院。T 38.5℃，P 112 次/min，BP 100/70mmHg；腹膨隆、不对称，可见肠型蠕动波，腹部压痛及反跳痛，无腹水征，肝浊音界缩小，肠鸣音亢进，有气过水声及金属音；腹部 X 线检查示：中下腹处见小肠有数个气液平面，盲肠胀气。

医疗诊断：急性低位性完全性机械性肠梗阻。

治疗：立即手术探查。

请问：

(1)患者入手术间后，巡回护士应做好哪些工作？

(2)针对该病例，洗手护士与巡回护士在术前分别应做好哪些准备？

(3)手术过程中如何避免将手术器械、纱布遗留在患者体腔内？

第四章　手术后患者的护理

学习目标

1. 掌握手术后常规护理措施、手术后常见的不适、常见并发症的观察与护理、换药的步骤及注意事项、普通引流管的护理。
2. 熟悉手术后护理的护理评估要点、缝合和拆线的方法及注意事项。
3. 了解徒手打结的方法及注意事项。
4. 能运用所学知识观察手术后患者的病情变化，做好患者手术后的常规护理；根据病情制定相应的护理措施；能独立进行普通引流管护理，体现出严格无菌观念；能评估患者手术后的不良反应和并发症，指导患者预防并发症的发生，根据病情制定相应的护理措施；能进行各种类型伤口的换药，并能在伤口上进行简单的缝合、打结、拆线。

DAORU QINGJING

导入情景

情景描述：

患者，男性，63岁。因"肝癌"收治住院准备择期行根治术。目前患者消瘦、纳差、精神状况差，其他一般情况可。于今上午9时在全麻下行"肝癌根治术"。手术基本顺利，下午1时安全返回病房。

若你是责任护士，请问：

1. 如何进行常规的术后护理？

2. 患者术后可能会出现哪些并发症？如何护理？

患者自从手术完毕返回病房直至出院这一阶段的护理，称为手术后护理。其目的是尽快恢复患者正常生理功能，减轻患者的痛苦和不适，预防并发症的发生。

【护理评估】

（一）术中情况

了解手术方式和麻醉类型，手术过程是否顺利，术中出血、输血、补液量以及留置的引流管情况等，以判断手术创伤大小及对机体的影响。

（二）身体状况

1. 麻醉恢复情况　评估患者的神志、呼吸和循环功能、肢体运动和皮肤色泽等，综合判断麻醉是否苏醒及苏醒程度。

2. 重要脏器的功能

(1)呼吸系统　观察患者的呼吸频率、深浅度和节律性。注意呼吸道是否通畅，有无呼吸功能不全的表现。

(2)循环系统　监测血压、脉压、脉搏、CVP 及皮肤黏膜的颜色及温度，每 15～30min 监测一次，以后根据病情延长测量时间；肢体有无肿胀，测肢体远端的脉搏，并与健侧对比强弱度。

(3)泌尿系统　监测尿量、性质、颜色等，注意有无尿潴留。大部分患者术后 6h 能自行排尿，若未自行排尿，应询问有无尿意，同时检查膀胱是否充盈。

(4)消化系统　评估肠蠕动恢复情况，听诊有无肠鸣音，询问患者有无肛门排气；有无胃肠功能紊乱现象，如恶心、呕吐、便秘、腹泻等。

(5)体温变化　一般术后 3 天每天测体温 3 次，以后根据病情延长间隔时间。

3. 切口及引流情况

(1)敷料检查　观察敷料有无脱落、渗血、渗液，若敷料渗湿时，应注意其颜色，估计渗出液量及其周围渗漏情况，及时更换敷料。在身体前侧渗血者还应检查渗血、渗液是否流向背部。

(2)切口有无感染或裂开　观察切口有无疼痛、红肿、压痛、波动感，切口渗出、裂开等。

(3)观察引流是否通畅，引流液的性质、色、量的变化。

4. 术后不适及并发症

(1)了解有无切口疼痛、恶心、呕吐、腹胀、呃逆、尿潴留等术后不适，评估不适的种类和程度。

(2)评估有无术后出血、感染、切口裂开、深静脉血栓形成等并发症及危险因素。

(三)辅助检查

了解血常规、凝血时间、尿常规、生化检查、血气分析有无异常，必要时可行胸部 X 线摄片、B 超、CT、MRI 检查等，了解脏器功能状况及术后有无并发症。

(四)心理-社会状况

无论手术大小，患者从手术室出来都是如释重负，有一定程度的解脱感。但继之又会出现新的心理变化，担心不良的病理检查结果、预后差或危及生命；术后出现伤口疼痛、恶心、呕吐、腹胀等不适，伤口渗出、引流管的引流液等使患者再次出现紧张、恐惧、焦虑不安的心理；若手术使患者身体失去某一器官或造成体貌的改变，如截肢、乳房切除、结肠造瘘等，患者可出现悲观情绪，如情绪低下、失望、沉默寡言，甚至产生轻生念头等；担忧住院费用昂贵，经济能力难以维持后续治疗。因此，要密切观察患者的心理变化。

【常见护理诊断/问题】

1. 疼痛　与手术创伤、特殊体位等因素有关。

2. 有体液不足的危险　与手术导致失血、体液丢失、禁食禁饮、体液量补充不足有关。

3. 低效性呼吸型态　与术后卧床、活动量少、切口疼痛、呼吸运动受限等有关。

4. 营养失调：低于机体需要量　与术后禁食、创伤后机体代谢率增高有关。

5. 活动无耐力　与手术创伤、机体负氮平衡有关。

6. 潜在并发症　术后出血、切口感染或裂开、肺部感染、泌尿系感染或深静脉血栓形成等。

【护理目标】

1. 患者主诉疼痛减轻或缓解。

2.患者体液平衡得以维持，循环系统功能稳定。

3.患者术后呼吸功能改善，血氧饱和度维持在正常范围。

4.患者术后营养状况得以维持或改善。

5.患者活动耐力增加，逐步增加活动量。

6.患者术后并发症得以预防或被及时发现和处理，术后恢复顺利。

【护理措施】

(一)一般护理

1.安置患者 ①与麻醉师和手术室护士做好床旁交接。②搬运患者时减少震动，防止血压波动。注意动作轻柔、协调一致，不压迫手术部位，固定输液管道和各种引流管，防止牵拉或脱出。③正确连接各引流装置。④遵医嘱给氧，注意保暖，但避免贴身放置热水袋，以免烫伤。

2.体位 根据麻醉类型及手术方式安置患者体位：①全麻未清醒者：取平卧位，头偏向一侧，使口腔分泌物或呕吐物易于流出，避免误吸；麻醉清醒后根据需要调整体位。②蛛网膜下隙麻醉者：取平卧或头低(去枕)卧位6～8h，防止脑脊液外渗而出现头痛。③硬脊膜外阻滞者：平卧6h后根据手术部位安置体位。④颅脑手术者：如无休克或昏迷，可取15°～30°头高脚底斜坡卧位。⑤颈、胸、腹部手术者：取半卧位，其优点是有利于血液循环和患者呼吸，增加通气量；使腹肌松弛，减轻腹壁张力，便于引流；并可使腹腔渗液流至盆腔，避免形成膈下感染，减轻中毒症状。⑥脊柱或臀部手术者：可俯卧或仰卧位。⑦腹腔内有污染者：在病情许可的情况下，尽早改为半坐位或头高脚低位，以便体位引流。

(二)监测病情，维持呼吸与循环功能

1.生命体征 根据手术大小定时监测体温、脉搏、呼吸、血压。中、小型手术患者，手术当日每小时测量一次，监测6～8h至生命体征平稳。对大手术、全麻及危重患者，必须密切观察，每15～30min测一次呼吸、脉搏、血压及瞳孔、神志等，直至病情稳定，随后可改为每小时测量一次或遵医嘱定时测量，并做好记录。有条件者可使用床旁心电监护仪连续监测。

2.保持呼吸道通畅

(1)防止舌后坠 一般全麻术后，患者口腔内常留置口咽通气管，避免舌后坠，同时可用于抽吸清除分泌物。患者麻醉清醒喉反射恢复后，应去除口咽通气管，以免刺激诱发呕吐及喉痉挛、舌后坠者将下颌部向前上托起，或用舌钳将舌拉出。

(2)促进排痰和肺扩张 ①麻醉清醒后，鼓励患者每小时深呼吸运动5～10次，每2h有效咳嗽1次；②根据病情协助患者每2～3h翻身1次，同时叩击背部，促进痰液排除；③使用深呼吸运动器的患者，指导其正确的使用方法，促进患者行最大的深吸气，使肺泡扩张，并能增加呼吸肌的力量；④痰液黏稠的患者可用超声雾化吸入，每日2～3次，每次15～20min，使痰液稀薄，易咳出；⑤呼吸道分泌物较多、体弱者不能有效咳嗽排痰者，给予导管吸痰，必要时采用支气管镜吸痰或气管切开吸痰；⑥吸氧：根据病情适当给氧，以提高动脉血氧分压。

(三)饮食护理与营养支持

1.非腹腔手术 ①局麻和小手术，无特殊不适，手术后即可进食；手术范围较大，全身反应明显者，待反应消失后方可进食。②椎管内麻醉，术后无恶心、呕吐，6h后可给饮水或少量流质，以后酌情给半流质或普食。③全麻术后宜在次日进食。

2. 腹腔手术　一般情况下禁食禁饮2～3日，胃肠蠕动恢复、肛门排气、腹胀消失后，可进流质饮食，少量多餐，逐步递增至全量流质，至5～6日进食半流质，第7～9日可过渡到软食，第10～12日开始普食。术后留置有空肠营养管，可在术后第2日自营养管滴入营养液，避免服用牛奶、薯类等产气食物。

3. 营养支持　术后禁食或饮食不足期间，需静脉补液，补充水、能量、电解质、维生素等营养素；对失血失液较多者应加强监测，记录出入量；对禁食时间较长或不能进食者，可考虑胃肠外营养；对贫血、营养不良者可适当输血或血浆。

(四)休息与活动

1. 休息　保持室内安静，减少对患者的干扰，保证其安静休息及充足的睡眠。

2. 活动　手术后，应早期活动，早期活动能促进机体各部位功能的恢复，增加肺活量，减少肺部并发症；改善血液循环；促进伤口愈合；防止压疮；减少深静脉血栓的形成；促进肠功能恢复，减轻腹胀；促进排尿功能恢复，解除尿潴留。早期起床活动，应根据患者的耐受程度，逐步增加活动量。在患者已清醒、麻醉作用消失后，就应鼓励其在床上活动，如深呼吸、有效咳嗽、四肢主动活动及间歇翻身等。大部分患者术后24～48h内可试行下床活动，协助患者并逐渐增加离床活动次数、时间和范围，每次活动时应观察患者的面色、生命体征，防止摔倒，但有休克、心力衰竭、严重感染、出血、极度衰弱或实施特殊制动措施的患者不宜早期活动。

(五)切口及引流管护理

1. 手术切口护理　手术后定时观察切口情况，有无出血、渗血、渗液、敷料脱落及局部红、肿、热、痛等现象。若切口有渗液、渗血或敷料被污染，应及时更换，以防切口感染。并注意观察术后切口包扎是否限制胸、腹部运动或指(趾)端血液循环。

切口愈合分三级，用“甲、乙、丙”表示。①甲级愈合：切口愈合良好，无不良反应；②乙级愈合：愈合处有炎症反应，如红肿、硬结、血肿、积液等，但未化脓；③丙级愈合：切口已化脓，需要切开引流及换药。

缝线拆除时间：根据患者年龄、切口部位、局部血液供应情况而决定。一般头、面、颈部手术为术后4～5日拆除，胸部、上腹部、背部、臀部手术为术后7～9日拆除，下腹部、会阴部手术为术后6～7日拆除，四肢手术为术后10～12日(近关节处可适当延长)拆除，减张缝合者为术后14日拆除。年老体弱、营养不良、糖尿病患者宜酌情延迟拆线时间或间隔拆线。

2. 引流管护理　手术后因治疗的需要，留置各种引流管，如胃管、T形管、胸腹腔引流管、导尿管等。无论何种引流管，其护理要点是：①妥善固定，防止移位和脱落。②保持引流通畅，引流管切勿扭曲、压迫、阻塞，如有阻塞可用挤压或冲洗法解除，冲洗时注意无菌和压力大小。③维持引流装置的无菌状态，根据引流性状，2～3日更换引流袋。引流管和引流袋要低于引流口，防止逆流。④观察、记录引流液的量、性质，判断有无出血、感染或其他并发症。⑤适当保护引流管周围皮肤。⑥按照各种引流管的拔管指征和方法拔管。

(六)术后不适的护理

1. 切口疼痛

(1)常见原因　麻醉作用消失后，患者开始感觉切口疼痛，在术后24h内最剧烈，48h后逐渐减轻。

(2)护理措施　①解释疼痛的原因和切口疼痛的规律，给患者提供一个安静的环境，协助患者更换舒适的卧位;②观察患者疼痛的时间、部位、性质和规律;③指导患者咳嗽时用双手按压切口,以减轻切口疼痛;④遵医嘱给予镇静、止痛药,如地西泮、布桂嗪(强痛定)、哌替啶等;⑤大手术后 1～2 日内,可持续使用自控镇痛泵进行止痛,并指导患者如何使用。

2. 发热

(1)常见原因　是术后患者最常见的症状。由于手术创伤的反应,术后患者的体温可略升高,变化幅度在 0.5～1.0℃,一般不超过 38℃,术后 1～2 日逐渐恢复正常,无须特殊处理。临床称之为外科手术热或吸收热。若术后 3～6 天仍持续发热,则提示存在感染或其他不良反应。

(2)护理措施　①监测体温及伴随症状;②及时检查切口部位有无红、肿、热、痛或波动感;③遵医嘱应用退热药物或物理降温;④保证患者有足够的液体摄入,及时更换潮湿的床单位和衣裤。

3. 恶心、呕吐

(1)常见原因　①最常见原因是麻醉反应,待麻醉作用消失后症状常可消失;②开腹手术对胃肠道的刺激或引起幽门痉挛、严重腹胀;③其他引起恶心、呕吐的原因可能是电解质紊乱、颅内压升高、糖尿病、酸中毒等。

(2) 护理措施　①呕吐时,头偏向一侧,以防误吸,同时注意保护切口,以防张力增高影响切口愈合;②观察呕吐的次数、量、性状并做好记录;③遵医嘱给予止吐药物、镇静药物及解痉药物,及时清理呕吐物,保持室内空气新鲜,注意口腔护理并保持床单位的整洁;④持续性呕吐者,应查明原因并处理。

4. 腹胀

(1) 常见原因　术后早期腹胀多由于胃肠功能受抑制所致,随胃肠蠕动恢复即可自行缓解。若术后数日仍未排气且兼有腹胀,可能是腹膜炎或其他原因所致的肠麻痹。若腹胀伴有阵发性绞痛、肠鸣音亢进,可能是早期肠粘连或其他原因所引起的机械性肠梗阻,应作进一步检查。

(2) 护理措施　①保证有效的胃肠减压,必要时行肛管排气或高渗溶液低压灌肠等;②在无禁忌的情况下,鼓励患者早期活动,促进肠蠕动的恢复;协助患者多翻身,下床活动;③遵医嘱使用促进肠蠕动的药物如新斯的明肌内注射;④若是因腹腔内感染,或机械性肠梗阻导致的腹胀,非手术治疗不能改善者,做好再次手术的准备。

5. 尿潴留

(1) 常见原因　多由于麻醉后排尿反射受抑制;切口疼痛引起后尿道括约肌和膀胱反射性痉挛,尤其是骨盆及会阴部手术后;患者不习惯床上排尿。对术后 6～8h 尚未排尿但尿量较少者,应在耻骨上区叩诊检查,明确尿潴留。

(2) 护理措施　病情允许协助患者坐于床沿或下床排尿;下腹部热敷、按摩、诱导排尿或注射卡巴胆碱,促进自行排尿。上述措施均无效时,在严格无菌技术下导尿,一次放尿不超过 1000ml,尿潴留时间过长或导尿时尿量超过 500ml 者,应留置导尿管 1～2 日。

6. 呃逆

(1)常见原因　术后呃逆可能是神经中枢或膈肌直接受刺激所致,多为暂时性。

(2)护理措施　①术后早期发生者,压迫眶上缘,抽吸胃内积气、积液;②遵医嘱给予镇静或解痉药物；③上腹部手术后出现顽固性呃逆，应警惕吻合口或十二指肠残端瘘导致的膈下感染，应做进一步检查并及时处理；④未查明原因且一般治疗无效时，协助医师行颈部膈神经封闭治疗。

（七）手术后并发症的护理

1. 术后出血

（1）常见原因　术中止血不完善、创面渗血未完全控制、原先痉挛的小动脉断端舒张、术后结扎线脱落、凝血功能障碍等，都可造成出血。常见于术后 24～48h 内。

（2）临床表现　通过观察患者的生命体征、伤口敷料、引流液、腹部体征等情况，进行综合分析、判断。严重出血可发生低血容量性休克，表现为烦躁不安、脉搏加快、面色苍白、四肢湿冷、血压下降、尿量减少等；放置引流管者，可见流出鲜红血液或血块堵塞引流管。

（3）护理措施　①严密观察患者生命体征、手术切口。若切口敷料被血液渗湿，可怀疑为手术切口出血，应打开敷料检查切口以明确出血状况和原因。②注意观察引流液的性状、量和颜色变化。③平卧、吸氧，按医嘱输液、准备输血，应用止血药物。④积极做好再次手术的准备，必要时手术止血。

2. 肺部感染、肺不张

（1）常见原因　术后呼吸活动受限、呼吸道分泌物积聚及排出不畅是引起术后肺部感染的主要原因。多见于胸腹部大手术后，年老、体弱及原有急、慢性呼吸道疾病，有吸烟嗜好等情况。

（2）临床表现　患者表现咳嗽、胸痛、呼吸急促、发绀、发热。肺部叩诊局部呈浊音或实音，听诊有局限性湿啰音，呼吸音减弱或消失。血白细胞及中性分类升高。血气分析有血氧分压降低、二氧化碳分压升高。胸部 X 线检查有异常等。

（3）护理措施　①术前加强呼吸道准备，术中、术后注意体位，防止呕吐物吸入；②注意保暖，防止感冒；③术后多头带包扎不要过紧，以免限制呼吸；④指导患者有效咳嗽、深呼吸，协助患者翻身、拍背，病情允许鼓励患者尽早下床活动，促进痰液排出；⑤痰液黏稠者，可雾化吸入，使痰液变稀，易于咳出；⑥按医嘱给予抗生素；⑦加强支持疗法，提高机体抵抗力，保证摄入足够的水分。

3. 切口感染

（1）常见原因　切口内留有无效腔、血肿、异物或局部组织供血不良，合并有贫血、糖尿病、营养不良或肥胖等。常发生在术后 3～5 日。

（2）临床表现　表现切口疼痛、体温升高、脉搏加快，局部红、肿、热、痛，脓肿形成时可出现波动感。

（3）护理措施　①保持伤口清洁、敷料干燥；②加强营养支持，增强患者抗感染能力；③遵医嘱合理使用抗生素；④感染早期可采取局部理疗，使用有效抗生素；脓肿形成时，应拆除部分缝线，充分敞开切口，清理切口后，放置凡士林油纱条引流脓液，定期更换敷料，争取二期愈合。

4. 切口裂开

（1）常见原因　与患者体质差、贫血、营养不良，切口缝合不佳，切口感染或术后剧烈咳嗽、喷嚏、用力排便增加腹内压和严重的腹胀等诱因有关。

（2）临床表现　多见于腹部及肢体邻近关节处。常发生于术后一周左右或拆除皮肤缝线后 24h 内。腹壁切口裂开有两种情况：一是完全裂开，患者感到切口突然松开，有浅红色液体流出，或听到缝线崩裂声，继之肠管脱出。二是部分裂开，即皮肤、皮下组织裂开，可见敷料渗血；若皮肤下深层裂开，拆线时针孔中有液体渗出，有时可见皮肤下肠管蠕动。

（3）护理措施　①对年老体弱、营养状况差、估计切口愈合不良的患者，术前、术后加强营养支持；②对估计发生此并发症可能性大的患者，手术时加用减张缝线，术后用腹带适当加压包扎切口，减轻局部张力，必要时延长拆线时间；③患者咳嗽、打喷嚏时要按压切口并及时处理咳嗽、便秘等使腹内压增高因素；④手术切口位于肢体关节部位者，拆线后避免大幅度动作；⑤切口完全裂开时，立即平卧，稳定患者情绪，避免惊慌，并用无菌生理盐水纱布覆盖切口，加腹带包扎，送手术室处理，切忌将脱出肠段回纳入腹腔，以免造成感染。

5. 尿路感染

（1）常见原因　①尿潴留是手术后并发尿路感染的基本原因；②手术后长期留置导尿管或反复多次导尿是术后感染的常见原因。

（2）临床表现　急性膀胱炎表现为尿频、尿急和尿痛，有时有排尿困难。尿检查有较多的红细胞和脓细胞。急性肾盂肾炎多见于女患者，主要表现为发冷、发热、肾区疼痛、白细胞计数增高，尿检查有红细胞，严格无菌中段尿内有大量白细胞和细菌，尿细菌培养多数为革兰染色阴性的肠源性细菌。

（3）护理措施　①术前训练床上排尿，指导患者术后自主排尿；②如尿潴留应及时处理，若残余尿量超过 500ml 时，应留置导尿，并严格遵守无菌操作；③鼓励患者多饮水，保持尿量在 1500ml/d 以上；④观察尿液并及时送检，根据尿培养及药物敏感试验结果选用抗生素控制感染。

6. 深静脉血栓形成

（1）常见原因　①术后腹胀、长时间制动、卧床等引起下腔及髂静脉回流受阻（特别是老年及肥胖患者）、血流缓慢；②外伤、手术、反复静脉置管或输注高渗性液体、刺激性药物等致血管壁和血管内膜损伤；③血液黏稠度增加，呈高凝状态。

（2）临床表现　多见于下肢。血栓性静脉炎表现为患肢有胀痛，血管走行处有红肿、压痛、触及条索状物，同时伴有体温升高。深静脉血栓形成，则表现为腓肠肌疼痛和紧束感，继之出现凹陷性水肿，无明显炎症，血栓脱落后可造成严重后果，如肺栓塞而突然死亡。

（3）护理措施　①术后病情允许，鼓励患者早期活动，加强下肢关节的屈伸，加快血液流动；②严禁经患肢静脉输液，严禁局部按摩，以防血栓脱落；③抬高患肢、制动，局部用 50% 硫酸镁湿热敷，配合理疗和全身性抗生素治疗；④遵医嘱输入低分子右旋糖酐和复方丹参溶液，以降低血液黏滞度，改善微循环；有血栓形成者，遵医嘱给予溶栓剂及抗凝剂治疗。

7. 急性胃扩张

（1）常见原因　①腹腔、盆腔手术直接刺激躯体或内脏神经，引起胃的自主神经功能失调，胃壁的反射性抑制，造成胃平滑肌弛缓，进而形成胃扩张；②麻醉时气管插管、术后给氧及胃管鼻饲，亦可产生大量气体进入胃内，形成急性胃扩张。常发生于胸腹部手术后早期。

（2）临床表现　患者烦躁不安，上腹胀满，呕吐频繁呈溢出状，量少、色棕绿或棕黑，呕吐物隐血试验阳性。检查可见上腹或全腹膨胀，有压痛、振水音，肠鸣音多减弱或消失。

（3）护理措施　①胃肠道手术前灌肠、留置胃管；②维持水电解质及酸碱平衡，及早纠正低血钾、酸中毒；③术后禁食、胃肠减压；④取半卧位，按摩腹部；⑤尽早下床活动。

(八)心理护理

加强巡视，建立相互信任的护患关系，鼓励患者说出自身想法，明确其所处的心理状态，给予适当的解释和安慰，满足其合理需求。包括：及时告知手术效果、帮助患者缓解疼痛、帮助患者克服抑郁反应，鼓励患者积极对待人生，提供有关术后康复、疾病方面的知识。

(九)健康教育

1. 休息与活动　保证充足的睡眠，活动量从小到大，逐步恢复体力，术后根据不同手术和个体安排适当活动。

2. 康复锻炼　告知患者康复锻炼的知识，指导术后康复锻炼的具体方法。

3. 饮食与营养　恢复期患者合理摄入均衡饮食，避免辛辣刺激食物。

4. 用药指导　需继续治疗者，遵医嘱按时、按量服用药物，定期复查肝、肾功能。为避免和延迟肿瘤复发，延长生存期，肿瘤患者应坚持定期接受化疗和放疗。

5. 切口处理　切口拆线后用无菌纱布覆盖 1～2 日，以保护局部皮肤。若带开放性伤口出院者，将门诊换药时间及次数向患者及家属交代清楚。

6. 复诊　告知患者恢复期可能出现的症状，有异常立即返院检查。一般手术后 1～3 个月门诊随访 1 次，以评估和了解康复过程及切口愈合情况。

【护理评价】

1. 患者疼痛是否减轻或缓解。
2. 水、电解质和酸碱平衡是否得以维持，循环系统功能是否稳定。
3. 呼吸频率、节律、幅度是否正常，血氧饱和度是否维持在正常范围。
4. 营养状况是否改善，体重得以维持或增加。
5. 术后活动耐力是否增加。
6. 是否发生并发症，或并发症是否被及时发现与处理。

知识链接

外科手术切口的分类

根据外科手术切口微生物污染情况，外科手术切口分为清洁切口、清洁-污染切口、污染切口、感染切口。

(1)清洁切口，用“Ⅰ”代表，是指非外伤性的、未感染的伤口；手术未进入感染炎症区，未进入呼吸道、消化道、泌尿生殖道及口咽部位。即缝合的是无菌切口，如甲状腺次全切除术等。

(2)清洁-污染切口，用“Ⅱ”代表，指手术进入呼吸道、消化道、泌尿生殖道及口咽部位，但不伴有明显污染。指手术时可能带有污染的缝合切口，如胃大部切除术等。

(3)污染切口，用“Ⅲ”代表，是指临近感染区或组织直接暴露与感染物的切口，手术进入急性炎症但未化脓区域；开放性创伤手术；胃肠道、尿路、胆管内容物及体液有大量溢出污染；术中有明显污染(如开胸心脏按压)。

(4)感染切口。如有失活组织的陈旧创伤手术，已有临床感染或脏器穿孔的手术。

（周淑萍　柴琼霞）

练习与思考

(一)选择题

A1 型题

1. 颅脑手术患者麻醉清醒后的卧位是 ( )
   A. 去枕平卧,头侧向一边 B. 侧卧位 C. 俯卧位
   D. 头高脚低位 E. 去枕平卧 6~8h
2. 术后早期离床活动的目的不包括 ( )
   A. 减少肺部并发症 B. 促进伤口愈合 C. 促进胃肠功能恢复
   D. 促进排尿功能恢复 E. 减轻切口疼痛
3. 术后患者内出血,最早表现是 ( )
   A. 血压下降 B. 面色苍白 C. 呼吸急促
   D. 四肢湿冷、脉细弱 E. 胸闷、口渴、脉快
4. 术后切口裂开的处理方法不妥的是 ( )
   A. 安慰患者 B. 立即在病床上将内脏还纳
   C. 立即用灭菌盐水纱布覆盖 D. 用腹带包扎
   E. 送手术室缝合
5. 与术后尿潴留无关的原因是 ( )
   A. 麻醉后排尿反射受抑制
   B. 切口疼痛引起膀胱和尿道括约肌痉挛
   C. 止痛、镇静药剂量过大影响尿意
   D. 不习惯卧床排尿
   E. 术前应用哌替啶
6. 术后患者早期呕吐的最常见原因 ( )
   A. 急性胃扩张 B. 麻醉反应 C. 水电解质紊乱
   D. 急性肠梗阻 E. 胃肠蠕动受抑制
7. 阑尾切除术后早期下床活动的目的是预防 ( )
   A. 肠粘连 B. 膈下脓肿 C. 切口感染
   D. 盆腔脓肿 E. 内出血
8. 与术后肺不张预防无关的措施是 ( )
   A. 术前锻炼深呼吸 B. 控制上呼吸道的急性感染
   C. 及时用镇咳药 D. 防止术后呕吐物吸入
   E. 避免包扎过紧限制呼吸运动
9. 污染伤口是指 ( )
   A. 伤口被锐器割伤
   B. 损伤后时间较长,伤口已化脓
   C. 伤口有细菌存在,但尚未发生感染

D. 伤口分泌物较多，而炎症不明显

E. 伤口有细菌存在，已发生感染

10. 术后半卧位的目的不包括　（　　）

A. 利于引流，防止膈下脓肿　B. 利于呼吸，增加肺通气量

C. 有利于血液循环　D. 利于排尿

E. 减轻腹壁切口张力

11. 胃大部切除术后第 8 天拆线，切口有轻度炎症反应，拆线 2 天后炎症消失，该切口属于　（　　）

A. Ⅰ类甲级　B. Ⅱ类甲级　C. Ⅰ类乙级

D. Ⅱ类乙级　E. Ⅲ类乙级

12. 腹部手术后开始给予流质饮食的依据是　（　　）

A. 切口疼痛轻微　B. 体温低于 37.5℃　C. 肛门排气后

D. 恶心、呕吐消失　E. 患者要求

13. 下列哪项防治术后尿潴留的措施不妥　（　　）

A. 术前练习卧床小便　B. 术前或术后常规放置导尿管

C. 下腹部热敷　D. 及时恰当地镇静、止痛

E. 情况允许可坐起或站立小便

14. 术后切口发生感染的时间是术后　（　　）

A. 1～2 天　B. 3～5 天　C. 5～7 天

D. 7～10 天　E. 10～12 天

15. 下列哪项不是手术后并发症　（　　）

A. 出血　B. 肺不张和肺炎　C. 切口感染和裂开

D. 伤口疼痛　E. 血栓性静脉炎

16. 手术后卧位，下列哪一项是错误的　（　　）

A. 全麻术后未醒的患者，应去枕平卧，头偏向一侧

B. 颈、胸、腹术后，一般取 30°～45°半卧位，膝关节稍屈曲

C. 腰麻患者，去枕平卧

D. 脊柱手术一般侧卧硬板床

E. 颅脑手术取头高足低斜坡卧位

17. 手术后鼓励患者深呼吸和咳嗽的主要目的是　（　　）

A. 促进伤口愈合　B. 预防肺不张　C. 减轻出血

D. 避免产生气胸　E. 预防肺栓塞

A2 型题

18. 男性，50 岁，术后深静脉血栓形成，主诉下肢肿胀不适，以下护理措施不正确的是　（　　）

A. 抬高患肢减轻水肿　B. 协助医生行溶栓治疗

C. 禁止经患肢静脉输液　D. 遵医嘱使用抗凝药物

E. 按摩患肢减轻疼痛

19. 钱某，男，62 岁，肠穿孔修补术后 2 天，肛门未排气，腹胀明显，其护理哪项最重要（　　）

A. 胃肠减压　　B. 半卧位　　C. 禁食
D. 针刺穴位　　E. 肛管排气

20. 女性，32 岁，既往有溃疡病史，全麻下行胆囊切除术。术后当晚患者面色苍白，烦躁，呼吸急促，上腹饱胀，呕吐频繁，吐出棕褐色胃内容物，潜血(+)，检查上腹膨隆、压痛，最可能的诊断为（　　）

A. 继发穿孔　　B. 急性胃扩张　　C. 膈下感染
D. 粘连性肠梗阻　　E. 溃疡所致幽门梗阻

21. 男性，45 岁，因胃溃疡行胃大部切除术。术后出现顽固性呃逆，首先考虑（　　）

A. 手术造成膈神经损伤　　B. 术后肠粘连　　C. 腹膜后血肿刺激腹腔神经丛
D. 粘连引起胃扭转　　E. 膈下感染

22. 张女士，30 岁。阑尾切除术后第 4 日，体温 38.6℃，自诉切口疼痛，偶尔咳嗽。查：切口红肿，有压痛。应首先考虑（　　）

A. 外科手术热　　B. 感冒　　C. 切口感染
D. 切口缝线反应　　E. 肺炎

23. 夏某，男，行胆管手术后 14h，T 37.3℃，P 108 次/min，R 22 次/min，BP 90/70mmHg，神志淡漠，伤口敷料有少量渗血。可能是（　　）

A. 切口出血　　B. 切口感染　　C. 麻醉后低血压未恢复
D. 腹腔内出血　　E. 切口裂开

24. 男性，21 岁，因阑尾穿孔行阑尾切除术后 1 周拆线，切口红肿，两天后红肿消退，该切口属于（　　）

A. Ⅱ类甲级　　B. Ⅱ类乙级　　C. Ⅲ类乙级
D. Ⅲ类甲级　　E. Ⅲ类丙级

25. 女性，30 岁。痔环切除术后 24h 出现尿潴留，其最可能的原因是（　　）

A. 伤口肿胀疼痛　　B. 腰麻后排尿反射抑制　　C. 尿路感染
D. 精神负担　　E. 卧床排尿不习惯

26. 男性，16 岁，因转移性右下腹痛 3 天入院，入院后行急症阑尾切除术，术后 5 天体温一直在 38.5～39.2℃，腹泻 10 次/日，并伴有里急后重，此时考虑患者并发（　　）

A. 切口感染　　B. 切口裂开　　C. 盆腔脓肿
D. 手术后出血　　E. 尿路感染

27. 男性，18 岁，因“急性阑尾炎”行“阑尾切除术”，病理为坏疽性阑尾炎。术后次晨起，患者表现为腹痛，烦躁不安，未解小便。查体：面色较苍白，皮肤湿冷，P 110 次/min，BP 80/60mmHg，腹稍胀，全腹压痛，轻度肌紧张，肠鸣音减弱。该患者目前情况，可能为（　　）

A. 术后肠麻痹　　B. 术后疼痛所致　　C. 术后尿潴留
D. 术后腹腔内出血　　E. 机械性肠梗阻

A3/A4 型题

（28—31 题共用题干）

患者，男性，40 岁。因外伤性脾破裂急症入院。入院后立即给予抗休克治疗，同时在全身麻醉下行脾脏切除术。术后 1 日，自觉腹胀。

28. 该患者术后麻醉未清醒时的卧位是（　　）
   A. 去枕平卧位，头偏向一侧　　B. 半卧位
   C. 平卧位　　D. 头高斜坡卧位
   E. 高半卧位

29. 该患者腹胀最可能的原因是（　　）
   A. 肠梗阻　　B. 腹痛　　C. 胃肠蠕动受抑制
   D. 禁食　　E. 低钾血症

30. 术后护理措施正确的是（　　）
   A. 绝对卧床休息　　B. 平卧位　　C. 高流量吸氧
   D. 持续胃肠减压　　E. 排气后开始恢复饮食

31. 预计该患者的术后拆线的时间是（　　）
   A. 术后 4～5 日　　B. 术后 7～9 日　　C. 术后 5～7 日
   D. 术后 10 日　　E. 术后 12 日

（32—36 题共用题干）

男性，52 岁。上腹部不适 3 年，加重半年，伴黑便一周入院，吸烟 20 余年。明确诊断后行胃癌根治术，留置胃管和腹腔引流管。现术后 3 日，患者一直卧床，肛门尚未排气，腹胀明显，尚未进食，给予静脉输液等治疗。

32. 目前患者最主要的护理诊断/问题是（　　）
   A. 潜在并发症：腹腔感染
   B. 营养失调，低于机体需要量：与术后禁食有关
   C. 活动无耐力：与手术创伤有关
   D. 腹胀：与肠蠕动尚未恢复有关
   E. 体液不足：与禁食引流有关

33. 针对目前患者状况，下列措施正确的是（　　）
   A. 鼓励床旁活动　　B. 雾化吸入　　C. 镇静止咳
   D. 夹闭胃管促进肠蠕动　　E. 鼓励进食

34. 该患者术后引流管的观察和护理错误的是（　　）
   A. 仔细检查引流管的量和颜色的变化
   B. 保持引流管通畅，防止阻塞
   C. 换药时应注意引流管体外部分的固定
   D. 有多根引流管时应区分各引流管的引流部位
   E. 胃肠减压管，只要待引流液减少即可拔除

35. 若患者出现发热、呼吸和心率增快，胸部听诊有局限性湿性啰音，考虑该患者可能存在（　　）

A. 膈下感染　　B. 肺部感染　　C. 胸膜炎
D. 切口感染　　E. 腹膜炎

36. 若该患者出现咳嗽、咳痰，痰液黏稠不能咳出，此时主要的护理措施是（　　）
A. 给予镇咳药物　　B. 鼓励翻身　　C. 戒烟
D. 给予抗生素　　E. 雾化吸入

(二)填空题

37. 术后恶心、呕吐最常见的原因是________。

38. 术后全麻未清醒者，取________位，________，使口腔分泌物或呕物易于流出，________；麻醉清醒后根据需要调整体位。

39. 急性胃扩张常发生于________。

40. 手术后不适包括________、________、________、________、________、________、________。

(三)名词解释

41. 外科手术热

42. 清洁切口

43. 丙级愈合

(四)简答题

44. 简述手术后患者早期活动的优点。

45. 预防深静脉血栓的护理措施有哪些？

46. 简述术后常见的并发症。

47. 术后半卧位的优点有哪些？

(五)病例分析

48. 男性，24 岁，身高 170cm，体重 70kg，无既往史、手术史、过敏史，吸烟 5 年。转移性右下腹痛 4h 入院，拟诊为急性阑尾炎穿孔并发腹膜炎。拟在蛛网膜下隙阻滞麻醉下行急诊手术。术后 1 天，查体：T 38℃，P 80 次/min，BP 110/85mmHg。主诉切口疼痛，有尿意，但不能自主排出。

请问：

(1)如何处理患者的术后疼痛？

(2)患者出现术后不适的原因是什么？

(3)针对患者术后情况，如何护理？

第五章　营养支持患者的护理

学习目标

1. 掌握肠外营养及全胃肠外营养的概念；肠内营养和肠外营养可能发生的并发症及护理措施；肠内营养液的输注方式。
2. 熟悉营养评估的主要内容及营养不良的类型；肠外营养的输注途径和方法，尤其是TPN的输注方法；静脉营养液配置的注意事项。
3. 了解营养支持的各种途径和各种营养制剂的成分与作用。
4. 能利用常用的测量指标评估患者的营养状态，根据评估判断患者营养失调的类型，并根据营养失调的类型选择营养支持的途径；能评估肠内、肠外营养并发症，并采取措施预防其发生。

第一节　概　述

人体需要不断从食物中摄取营养以保证人体与外界环境的能量平衡和物质代谢平衡。营养(nutrition)是指人体摄入、消化、吸收和利用食物中的营养成分，维持生长发育、组织更新和良好健康状态的动态过程。食物中具有营养功能的物质称为营养素，包括碳水化合物、脂肪、蛋白质、维生素、矿物质、水和膳食纤维，人们通过食物获取营养素并在人体内被利用，具有提供能量、构成组织和调节生理的功能。禁食时，体内贮存的肝糖原，在24h内即可消耗尽，在饥饿时最主要的内源性能源是脂肪组织。任何代谢紊乱或营养不良，都可影响组织、器官功能，甚至使器官功能衰竭。近年来针对外科患者的营养研究取得了显著成就，要素饮食配方的不断完善以及完全胃肠道营养和完全胃肠外营养支持的广泛应用，不仅扩大了外科手术指征，也为一些病情复杂的患者后期治疗创造了有利条件。

【外科患者的代谢变化】

外科患者在手术、创伤、感染后，机体通过神经-内分泌系统发生一系列应激反应，机体代谢变化表现的特征有：

1. 高血糖伴胰岛素抵抗。创伤后糖异生活跃，葡萄糖生成明显增加；胰岛素分泌受抑制，机体对胰岛素反应降低，出现胰岛素抵抗。

2. 蛋白质分解加速，尿素排除增加，出现负氮平衡。

3. 脂肪分解明显增加。

4. 水、电解质及酸碱平衡失调。

5. 微量元素、维生素代谢紊乱。

这些状态下，适当的营养支持是创伤、感染时合成代谢的必备条件。

【营养状态的评定】

营养评定(nutritional assessment)是判断患者有无营养不良及营养不良的类型与程度，也是评估营养支持治疗效果的客观指标。营养状态评估指标包括人体测量和实验室检测。

1. 体重 体重是评价营养状态的一项重要指标，也是反映机体营养状态的基本数据之一。测量体重应有固定的时间、衣服、同一体重计。

(1)标准体重(kg)=[身高(cm)−100]× 0.9。当1个月内体重损失率>5%、3个月内体重损失率>7.5%、6个月损失率>10%，或实际体重低于理想体重90%时，均可视为体重显著下降；当体重丢失>20% 时，即视为蛋白质—热能营养不良的证据之一。

(2)体质指数(body mass index，BMI) BMI=体重(kg)/身高$(m)^2$。正常参考值为18.5≤BMI<24，<18.5为消瘦，≥24为超重。

2. 三头肌皮褶厚度(TSF) 三头肌皮褶厚度是间接判断体内脂肪储存量的一项指标。可用三头肌皮褶厚度测量计测量，测定部位在肩峰与尺骨鹰嘴连线中点处的上臂伸侧皮肤及皮下组织，连测3次，取其平均值，并计算实测值占理想值的百分比。低于正常参考值的90%时，考虑有营养不良。正常值范围：男性11.3～13.7mm，女性14.9～18.1mm 。

3. 肌酐身高指数(%) 肌酐是肌肉蛋白质的代谢产物，尿中肌酐排泄量与体内骨骼肌群基本成正比，可用于判断骨骼肌含量。

$$\text{肌酐身高指数}(\%)=\frac{\text{肌酐排出量}(mg/24h)}{[\text{身高}(cm)-100]\times 23(\text{女性为}18)}\times 100\%$$

90%～110%为正常，90%以下为营养不良。

4. 血浆蛋白 包括白蛋白、转铁蛋白和前白蛋白，是反映营养不良的敏感指标。白蛋白在血浆蛋白中含量最多，约35～45g/L，对维持血液胶体渗透压有重要作用。转铁蛋白正常含量为2.0～4.0g/L，主要在肝脏生成，对血红蛋白的生成和铁的代谢有重要作用。前白蛋白正常血清含量为150～300mg/L。由于应激、传染病、手术创伤、肝硬化及肝炎可使血清中前白蛋白浓度迅速下降，但患肾脏病时，前白蛋白水平可升高。

5. 免疫功能测定 营养不良时也伴有免疫功能的下降。全淋巴细胞计数(TLC)是反映免疫功能的简易参数之一。TLC=全淋巴细胞百分数×白细胞计数/100。计数低于1.5×10^9/L常提示营养不良。

6. 氮平衡测定 氮平衡是日入氮量与排出氮量之差，用于了解机体代谢状态及体内蛋白质分解程度。

氮平衡=氮摄入量−氮排出量

氮摄入量(g/d)=(24h输入氨基酸液总含氮量+肠道氮摄入量)/蛋白质量

氮排出量(g/d)=24h尿素氮(BUN)(g)+尿中尿氮含量2(g)+粪、汗中的氮含量2(g)

氮的摄入量大于排出量为正氮平衡，反之为负氮平衡。

【营养不良的类型】

1. 消瘦型营养不良 主要由能量摄入不足而引起，表现为生长发育速度减慢，体重下降，人体测量指标值较低，但血清蛋白指标基本正常。

2. 低蛋白型营养不良　主要由蛋白质摄入不足或丢失过多，表现为血清蛋白类水平降低及全身水肿，故又称为水肿型营养不良。

3. 混合型营养不良　是由慢性能量缺乏、慢性或急性蛋白质丢失所致，临床表现兼有上述两种类型的特征。

【营养支持】

营养支持（nutritional support，NS）是指为了治疗或缓解疾病，增强治疗的临床效果，而根据营养学原理采取的膳食营养措施，又称治疗营养，包括肠内营养（enteral nutrition，EN）和肠外营养（parenteral nutrition，PN ）。所采用的膳食称治疗膳食，其基本形式一般包括治疗膳、鼻饲、管饲膳、要素膳与静脉营养。

出现下列情况之一时，应提供营养支持治疗：

（1）近期体重下降＞正常体重的10％者。

（2）血清白蛋白＜30g/L 者。

（3）连续7天以上不能正常进食者。

（4）已明确为营养不良者。

（5）可能会产生营养不良或手术并发症的高危患者。

第二节　肠内营养支持患者的护理

DAORU QINGJING

导入情景

情景描述：

患者，男性，餐后2h突发上腹部剧烈疼痛，呈持续性，且伴恶心、呕吐，呕吐物为胃内容物，向腰背部反射，拟“胆囊结石、急性胰腺炎”收治入院。在住院的第8天，评估患者的生命体征及营养状况，建议行“胃镜下鼻肠管置入术”，予以肠内营养。

若你是责任护士，请问：

1. 肠内营养输注的方式有哪几种？

2. 肠内营养主要并发症有哪些？

肠内营养是经胃肠道提供代谢需要的营养物质及其他各种营养素的营养支持方式，是预防和纠正营养不良的一种营养支持的治疗方法。其优点是：①营养物质经肠道吸收入肝，在肝内合成机体所需的各种成分，整个过程符合生理要求；②食物的直接刺激有利于预防肠黏膜萎缩，保护肠屏障功能；③食物中的某些营养素（如谷氨酰胺）可直接被黏膜细胞利用，有利于其代谢及增生；④无严重并发症，安全、经济。因此，凡胃肠道功能正常或存在部分功能，营养支持时应首选肠内营养。

【肠内营养制剂类型】

肠内营养制剂按氮源分为三大类型：

1. 氨基酸型肠内营养制剂 成分包括氨基酸、脂肪、碳水化合物等。适用于短肠综合征患者、胰腺炎患者、慢性肾病患者、手术后患者、血浆白蛋白低下者(25g/L)、发生放射性肠炎的癌症患者。

2. 短肽型肠内营养制剂 成分包括麦芽糊精、络蛋白、植物油、膳食纤维、矿物质、维生素、微量蛋白。适用于机械性胃肠道功能紊乱患者、代谢性胃肠道功能障碍患者、危重疾病患者、营养不良患者的术前喂养、术前或诊断前肠道准备。

3. 整蛋白型肠内营养制剂 成分包括麦芽糊精、乳清蛋白水解物、植物油、中链三酰甘油(MCT)、乳化剂、矿物质、维生素和微量元素。适用于机械性胃肠道功能紊乱患者、代谢性胃肠道功能障碍患者、危重疾病患者、营养不良患者的术前喂养、术前或诊断前肠道准备。

【肠内营养输入途径】

输入途径有经口和管饲两种，多数患者因经口摄入受限或不足而采用管饲。

1. 鼻胃管 是最常用的喂养途径，适用于胃肠功能良好的患者，多用于短期(1个月内)营养支持者。吸入性肺炎是其主要的并发症。

2. 空肠造口置管 空肠造口置管常与开腹手术同时进行，操作简单，置管确实、可靠。

3. 经皮内镜下胃造口及空肠造口 是在内镜协助下，经腹壁、胃壁造口置管的方法。这种方法可避免开腹，降低了并发症的发生，延长了留置导管的时间。

【肠内营养液的输注方式】

1. 定时灌注 根据正常饮食时间，定时自营养管注入一定量的肠内营养液。该方法适用于胃肠功能良好、贲门功能正常的患者。

2. 连续输注法 营养液经导管24h匀速输入而无间歇。常需要肠内营养泵控制速度，应用较为普遍。其优点在于腹胀、腹泻、腹痛的并发症较少，但肺炎的患病率较鼻胃管法高。

3. 间歇持续输注法 在持续匀速输注期间有一定的间歇期，如连续输注16～18h，需停止输注8h，以保持胃液pH值处于正常范围，抑制上消化道细菌的生长。有研究证实，ICU患者采用连续输注方式给予肠内营养3日以上，半数患者有可能发生肺炎，而采用间歇持续输注方式可使肺炎的患病率明显降低。

【适应证】

凡有营养支持指征且胃肠道功能可利用的患者都可接受肠内营养支持。包括：①吞咽和咀嚼障碍者；②意识障碍或昏迷、无进食能力者；③消化道疾病稳定期，如消化道瘘、炎性肠疾病和胰腺炎等；④高分解代谢状态，如严重感染、手术、创伤及大面积烧伤者；⑤慢性消耗性疾病患者。

【禁忌证】

肠梗阻、消化道活动性出血、严重肠道感染、腹泻及休克均是肠内营养的禁忌证；吸收不良者应慎用。

【护理评估】

(一)健康史

1. 疾病和相关因素　近期饮食情况、饮食种类和进食量,如饮食习惯和食欲有无改变,有无厌食;是否因检查或治疗而需禁食,禁食天数多少;有无额外丢失;是否存在消化道梗阻、出血、严重腹泻或因腹部手术等不能经胃肠道摄食的疾病或因素。

2. 既往史　近期或既往有无消化系统手术史、较大的创伤、烧伤、严重感染或慢性消耗性疾病,如结核、癌症等。

(二)身体状况

1. 局部　有无腹部胀痛、恶心、呕吐、腹泻、压痛、反跳痛或肌紧张等体征。

2. 全身　生命体征是否平稳,有无休克、脱水或水肿征象。

(三)辅助检查

了解体重、三头肌皮褶厚度、细胞免疫功能等检查结果,以评估患者的营养状况和对营养支持的耐受程度。

(四)心理-社会状况

了解患者及家属对营养支持重要性和必要性的认识程度,对营养支持的接受程度和对营养支持费用的承受能力。

【常见护理诊断/问题】

1. 营养失调:低于机体需要量　与自身疾病消耗或肠内营养引起的腹泻等有关。

2. 有误吸的危险　与吞咽障碍、喂养管位置、胃排空障碍、患者意识和体位等有关。

3. 有皮肤完整性受损的危险　与留置喂养管有关。

4. 活动无耐力　与生活方式改变和疾病有关。

【护理目标】

1. 体重增加并保持一定水平。
2. 患者不出现腹泻、误吸或误吸危险性降低。
3. 患者不出现置管周围皮肤受损等并发症或得到及时处理。
4. 逐步恢复正常营养和活动能力。

【肠内营养的并发症及护理措施】

(一)误吸、吸入性肺炎

1. 原因　胃排空迟缓;营养管移位;体位不当,营养液反流;意识障碍,吞咽、咳嗽反射减退甚至消失;精神障碍;应用镇静剂及神经肌肉阻滞剂等。

2. 护理措施　病情许可采取半卧位,营养液输入应缓慢、匀速;灌注前应检查鼻胃管是否在胃内;灌注时加强病情观察,若患者突然出现呕吐、呛咳、呼吸困难,应考虑鼻胃管移位引起误吸的可能,应暂停灌注,并鼓励患者咳嗽排出吸入物;营养液停输后30min,若回抽液量＞150ml,考虑有胃潴留可能,应暂停鼻胃管灌注。

(二)胃肠道并发症

是最多见的并发症,包括恶心、呕吐、腹胀、腹痛、便秘、腹泻等,其中腹泻比较常见,约占肠内营养支持患者的5%～30%。

1. 原因 营养液输注速度过快、温度过低；营养液的渗透压过高；营养液污染等。

2. 护理措施 开始时输注速度宜慢，浓度从低到高，容量由少到多逐渐增量，温度适宜，保持在38～40℃左右；避免营养液污染、变质，应在无菌环境下配制，置于4℃冰箱内保存，时间不超过24h，原则上现配现用；营养液在室温下放置时间小于6～8h；每天更换输注管道。

(三)机械性并发症

1. 肠内营养管堵塞

(1)原因 配置营养液过稠、未调匀；停止输注后未及时冲洗；添加口服药未充分碾碎或溶解；配置的营养液室温下放置时间过长变质形成凝块状，冷藏贮存后置于过高温度水中加温形成凝块等，均可使导管堵塞。

(2)护理措施 营养液输注完以及注射药物后，均应用＞30ml盐水或温开水冲洗导管以确保无堵塞。

2. 鼻咽食管和胃黏膜损伤及炎症

(1)原因 留置时间长，管径粗，质地硬的导管压迫鼻咽部、食管黏膜。

(2)护理措施 可用油膏涂拭鼻腔黏膜，防止压迫鼻咽部黏膜面产生溃疡；做好口腔护理。

(四)代谢性并发症

代谢性并发症包括葡萄糖不耐受、电解质失衡及某些营养素缺乏或过剩等，因胃肠道具有缓冲作用而较少发生。

【护理评价】

1. 患者体重是否增加并保持一定水平。
2. 患者是否出现腹泻、误吸及置管周围皮肤受损等并发症，是否得到及时正确的处理。
3. 患者是否逐步恢复正常营养和活动能力。

第三节 肠外营养支持患者的护理

DAORU QINGJING

导入情景

情景描述：

患者，女性，70岁，左半结肠切除术后第4天，禁食，胃肠减压，治疗除使用抗生素外仅每天补液1500ml。体检：腹平软，无压痛、反跳痛和肌紧张. 实验室检查：血清白蛋白25g/L；大便隐血试验(＋＋＋＋)。

若你是责任护士，请问：

1. 该患者应实施何种营养支持，为什么？
2. 该种营养支持方式的主要并发症有哪些？

肠外营养是指通过胃肠外途径提供机体代谢过程所需全部营养素的营养支持方法。目前采用的主要途径是经静脉输给，又称静脉营养(intravenous nutrition)。所有营养物质完全通过静脉途径提供的营养支持方式称为完全胃肠外营养(total parenteral nutrition ，TPN)。

【肠外营养制剂】

能源性营养物质包括碳水化合物、脂肪和蛋白质，非能源性营养物质包括水电解质、维生素和微量元素。

1. 葡萄糖　是非蛋白质热量的主要部分，葡萄糖供给量及葡萄糖输注速度应<4mg/(kg·min)，血糖应<11mmol/L，一般8～10mmol/L较为理想。应激状况下，葡萄糖的处理能力受到抑制，使葡萄糖耐量下降，葡萄糖的氧化代谢发生障碍，糖的利用会受到限制。

2. 脂肪乳剂　脂肪乳剂是一种水包油性乳汁，主要由植物油、乳化剂和等渗剂等组成。应用脂肪乳剂的主要目的是供能及提供必需的脂肪酸(亚油酸、亚麻酸)。成人需要量为1～1.5g/kg。临床上常用的脂肪乳剂有长链甘油三酯、中链甘油三酯。

脂肪乳剂的优点：可促进脂溶性维生素的吸收；创伤时能全部被机体利用；提供必须脂肪酸；代谢后呼吸商低，不增加肺负担；与葡萄糖合用，起节氮作用；pH值为6.5，且为等渗液，对静脉无刺激，可从外周静脉输入；脂肪乳剂含热量高；代谢时不依赖胰岛素，特别适用于不能耐受葡萄糖的应激患者。

脂肪乳剂的缺点：输注速度太快会导致体温升高、寒战；肝功能不良患者使用时会血脂升高。

3. 氨基酸　是用于合成蛋白质的必需物质。现多由结晶L氨基酸按一定的组成模式配制成静脉输注的氨基酸液，可归纳为两类：平衡型和非平衡型。平衡型氨基酸溶液含有各种必需氨基酸(EAA)和非必需氨基酸(NEAA)，比例符合人体基本代谢所需，适用于多数营养不良患者；非平衡型氨基酸溶液的配方是针对某一疾病的代谢特点而设计，兼有营养支持和治疗作用。每天氨基酸补充量为1～1.5g/kg，氮的补充量为0.25～0.35g/kg，应视病情选择不同的氨基酸液。

4. 电解质　成人电解质的每日需要量为钠100～126mmol(4～9g)，钾60～80mmol(2～5g)，镁7.5～12.5mmol，钙5～10mmol，磷酸盐10mmol。

5. 微量元素　微量元素的日需要量有多种推荐方案，微量元素注射液中含铁50μmol、锰40μmol、氟50μmol、锌20μmol、铜5μmol、碘1μmol，可供成人一日所需量。

6. 维生素　维生素的日需要量有多种推荐方案，欣维2支/日或维佳林2支/日等。

【输注方法】

1. 全营养混合液方法　利用无菌混合技术将机体所需七大营养要素按比例混合在一个由聚合材料制成的输液袋后再输注，称为全营养混合液(total nutrients admixture，TNA)。其优点是：以较佳的热氮比和多种营养素同时进入体内；增加节氮效果；简化输液过程，节省护理时间；降低代谢性并发症的发生率；减少污染机会。

2. 单瓶输注　在无条件以TNA方式输注时，可以单瓶方式输注。但由于各营养素非同步输入，可造成某些营养素的浪费。而且单瓶输注葡萄糖或脂肪乳汁时，单位时间内进入体内的葡萄糖或脂肪酸量过多增加代谢负荷甚至发生代谢并发症。故单瓶输注时氨基酸与非蛋白质能量溶液应合理间隔输注。

【营养液配制与保存】

1. 营养液配制

(1)环境要求　配液须在净化台内操作,操作间限制人员数量,避免走动。

(2)配液前准备　物品要准备完全,避免多次走动,增加污染机会;操作前要洗手,戴口罩、帽子,严格无菌操作,避免反复穿刺瓶盖增加污染和带入橡皮碎屑。

(3)注意溶液混合顺序　微量元素和电解质加入氨基酸中,磷酸盐加入葡萄糖溶液中,将上述两种溶液首先混合加入无菌三升袋后,再加入其他需要的氨基酸和葡萄糖溶液。将水溶性维生素和脂溶性维生素混合后加入脂肪乳汁中,最后注入无菌三升袋中。在分组配药时要注意药物的作用,如钙、磷,不可同时加入,要分瓶加入后再混合。

(4)全营养混合液(TNA 液)内不宜加入其他治疗用药,如抗生素,避免降解。

(5)配好的液体要在 24h 内输入,如超过 24h,pH 值逐渐下降到 5.0 以下会出现脂肪颗粒,易出现脂肪栓塞。

2. 营养液的保存　营养液配制后暂时不输,应保存于 4℃ 冰箱内,避免长时间暴露于阳光和高温下,防止变质。

【输注的途径】

肠外营养的输注途径包括经中心静脉肠外营养(CV-JN)和经外周静脉肠外营养(PV-PN)两种。其选择须视病情、输注量及其组成成分而定。当短期(1~2 周)营养支持或作为部分营养补充或中心静脉置管和护理有困难时,可经周围静脉输注;当长期、全量补充时以选择中心静脉途径为宜。

【适应证】

凡需要维持或加强营养支持而不能从胃肠道摄入或摄入不足的患者都是肠外营养支持的适应证:①大面积烧伤;②严重慢性呕吐、腹泻;③外伤和术后严重并发症;④急性胰腺炎;⑤消化道梗阻;⑥消化道瘘;⑦炎性肠疾病(如溃疡性结肠炎);⑧短肠综合征;⑨严重神经性厌食。

【禁忌证】

必须注意有些患者有肠外营养指征,但当伴随严重水电解质、酸碱失衡、出凝血功能紊乱或休克时,应先纠正,待内环境稳定后再考虑肠外营养。

【护理评估】

参考肠内营养护理评估内容。

【护理诊断】

1. 感染的危险　与中心静脉置管有关。

2. 潜在并发症　高血糖、低血糖、电解质紊乱、空气栓塞、置管相关并发症等。

【护理目标】

1. 患者不出现感染、电解质紊乱及空气栓塞等与置管相关的并发症或得到及时正确的处理。

2. 逐步恢复正常营养和活动能力。

3. 维持较理想营养状态。

【肠外营养并发症及护理措施】

(一)导管相关并发症

1. 气胸、血胸和大血管损伤　静脉穿刺可造成动脉、静脉、胸膜、肺脏等损伤，应熟悉置管要领及穿刺部位静脉的解剖关系和走行方向，置管时密切观察患者的反应尤其呼吸情况。若导管误置入胸腔，并输入营养液，可导致胸腔积液，发生严重气胸应行紧急穿刺抽气。

2. 空气栓塞　输液完毕未及时更换或导管连接处脱落可引起空气栓塞，另外穿刺置管过程中也有可能发生。在置管中嘱咐患者不能大声喊叫及深呼吸，教会患者做缓慢呼吸；置管成功后及时、妥善连接输液管道；输液结束，应旋紧导管塞。一旦发生空气栓塞，应立即使患者左侧卧位，头低脚高，使气体进入右心室，避开肺动脉入口。

3. 导管堵塞　体位改变或在输液缓慢、导管扭曲、高凝状态等情况下，导管尖端及周围可形成血栓，或有纤维蛋白附着可引起导管堵塞。因此，用于 TPN 治疗的导管不可做抽血、输血及临时给药、监测中心静脉压等通道，以防堵塞和污染；每天营养支持结束后应正规冲管与封管。一旦发生堵塞，及时寻找原因并处理，严防血块进入血流，如不能恢复，立即拔出。

4. 血栓性浅静脉炎　因为营养液多为高渗物，长时间输注可使静脉壁受刺激发生静脉炎和血栓。一般经局部湿热敷、更换输液部位或外涂具有抗凝、消炎作用的软膏后可逐步消退。

(二)感染性并发症

主要是导管性和肠源性感染。

1. 穿刺部位感染　一般于置管数天或数周后出现，表现为穿刺部位红肿、压痛。若处理不当，可成为全身性感染的原发灶。预防的关键是加强局部护理，穿刺 24h 后消毒置管口皮肤，更换透明敷贴并注明时间，以后每周更换 2 次，局部有异常及时消毒和更换；每日更换输液管道，遵守无菌操作原则。观察、记录插管部位有无红、肿、热、痛等感染征象，一旦发生，应及时拔除导管。

2. 导管性感染或脓血症　与患者免疫力低下，静脉穿刺置管、局部护理和营养液配制时无菌操作不严等有关。当临床出现难以解释的发热、寒战、反应淡漠或烦躁不安甚至休克时，应疑有导管性感染或脓血症，应作营养液细菌培养及血培养，更换输液袋及输液管，观察 8h 后仍不退热者，拔除中心静脉导管，导管端送培养。24h 后仍不退热者，遵医嘱用抗生素。

3. 肠源性感染　因长期禁食，胃肠道黏膜缺乏食物刺激、代谢物可致肠黏膜结构和屏障功能受损、通透性增加而导致肠内细菌易位和内毒素吸收，并发全身性感染。故提倡尽可能应用肠内营养或在肠外营养时增加经口进食机会。

(三)代谢并发症

1. 非酮性高渗性高血糖性昏迷

(1)原因　单位时间内输入过量葡萄糖；胰岛素相对不足，此时糖代谢的平衡难以调节；同时，血液内高浓度的葡萄糖可引起渗透性利尿，造成水、电解质和中枢神经系统功能失调，患者出现昏迷，但无酮体。

（2）护理措施　停输葡萄糖溶液或含有大量葡萄糖的营养液；输入低渗或等渗氯化钠溶液，内加胰岛素，使血糖水平逐渐下降。注意避免血浆渗透压下降过快导致急性脑水肿。

2. 低血糖性休克　由突然停输高渗葡萄糖溶液或营养液中胰岛素含量过多所致。患者表现为心率加快、面色苍白、四肢无力，严重者发生休克。一旦证实，推注高渗葡萄糖或输注含糖溶液。预防的方法是应用全营养混合液方式输注。

3. 高脂血症或脂肪超载综合征　脂肪乳输注过快或总量过多，可发生高脂血症。当患者出现发热、急性消化道溃疡、血小板减少、溶血、肝脾大、骨骼肌肉疼痛等症状时，应疑脂肪超载综合征并停止使用脂肪乳。对长期使用脂肪乳的患者，定期做脂肪廓清试验以了解机体对脂肪的代谢、利用能力。

4. 胆汁淤积和肝功能损害

（1）原因　长时间无食物刺激使缩胆囊素等激素分泌减少；肠外补充营养时，肝脏血流受影响及胆汁分泌量减少；营养液中糖脂比例不当或葡萄糖输注过多；肝肠循环破坏等，都可能发生胆汁淤积和肝功能损害，临床表现为转氨酶、碱性磷酸酶、胆红素升高，重者会出现右上腹痛、发热、黄疸、胆囊肿大等症状。

（2）护理措施　降低非蛋白质热量，特别是葡萄糖的热量，以脂肪替代部分葡萄糖，将有助于防治肝功能异常与胆汁淤积；及早胃肠道进食将有助于肝功能恢复和减轻黄疸。

5. 电解质失衡　①低血钾与高血钾：造成低钾的原因有较高浓度的葡萄糖输入时应用外源性胰岛素促使糖原合成，钾离子进入细胞内而使血钾浓度下降；渗透性利尿或应用利尿药使尿钾排出增多；引起高钾的原因是钾的补充过多，如大量输库血可造成血钾浓度过高，碱性液体的输注可促使钾向细胞外转移，导致肾衰竭等。②低镁血症：常见原因有尿量增加及腹泻，使钾的排出增加，镁的补充不足；某些基础疾病易合并低镁血症。临床表现为局限于神经肌肉的传导障碍或心律失常。防治措施是通过静脉补充并测定镁的浓度。③低磷低钙：在磷吸收障碍、尿排磷异常、高碳酸血症、细胞内转移等因素影响下，磷的内稳态会发生改变，故应注意监测血磷浓度，及时补充。长时间卧床患者因骨钙吸收增加，可导致低血钙，应注意监测和补充。

6. 其他　微量元素缺乏和维生素不足等。

（四）肠外营养的监测

1. 全身情况　有无脱水、水肿，有无发热、黄疸等。

2. 血清电解质、血糖及血气分析　每日测定，3 日后视稳定情况每周测 1～2 次。

3. 肝肾功能测定　每 1～2 周一次。

4. 营养指标　包括体重、淋巴细胞计数、血清白蛋白、转铁蛋白、前白蛋白测定，每 1～2 周一次，有条件时测氮平衡。

【护理评价】

1. 患者是否出现感染、电解质紊乱及空气栓塞等与置管相关的并发症，是否得到及时正确的处理。

2. 患者是否逐步恢复正常营养和活动能力。

3. 患者是否维持较理想营养状态。

（韩慧慧　周淑萍）

练习与思考

(一)选择题

A1 型题

1. 可以防治肠内营养支持并发症的方法是 (　　)
   A. 患者尽量平卧,直至输注后 30min
   B. 腹泻患者宜选用高脂制剂
   C. 营养液输入的容量、速度、浓度应同时增加
   D. 出现高血糖时应输入低渗或等渗盐水和适量胰岛素
   E. 采用尽量快的速度将营养液输入
2. 可直接反映体内骨骼肌含量的指标是 (　　)
   A. 体重　　B. 血清白蛋白　　C. 肌酐身高指数
   D. 氮平衡　　E. 皮下脂肪厚度
3. 肠外营养支持患者营养液输注护理措施正确的是 (　　)
   A. 营养支持开始时每周检查一次全血常规和血生化指标
   B. 导管阻塞时可用少量生理盐水高压冲洗
   C. 静脉导管除输注营养液外,还可输血、抽取血标本
   D. 拔出导管后应常规剪去导管尖端 1～2cm 送细菌培养
   E. 若发现导管堵塞应及时拔管处理
4. 与肠外营养相关的最为严重的代谢性并发症是 (　　)
   A. 微量元素缺乏　　B. 高渗性非酮性昏迷　　C. 电解质紊乱
   D. 低血糖　　E. 感染
5. 以下关于营养支持的原则叙述正确的是 (　　)
   A. 优先选用肠外营养支持
   B. 外科患者凡存在营养不良都是营养支持的对象
   C. 肠外营养支持持续时间大于 2 周者,应经中心静脉置管输注营养液
   D. 肠外营养补充不足时可用肠内营养补充
   E. 应该根据患者的意愿选择肠内或肠外营养
6. 有关肠外营养支持的描述正确的是 (　　)
   A. 价格低廉,使用方便
   B. 减少消化液分泌,利于肠道休息
   C. 有利于保持肠黏膜的屏障功能
   D. 符合人体摄取营养的生理过程
   E. 操作方便,并发症少
7. 肠内营养患者较严重的并发症为 (　　)
   A. 高血糖　　B. 营养管周围瘘　　C. 吸入性肺炎
   D. 恶心、呕吐　　E. 便秘

8. 经中心静脉导管输注营养液的患者若突然出现呼吸困难，怀疑空气栓塞，首先应将患者置于 ( )

A. 左侧卧位 B. 右侧卧位 C. 平卧位

D. 半卧位 E. 头低足高位

9. 完全胃肠外营养是 ( )

A. 从胃管注入营养液 B. 少量口服 C. 通过静脉输入全部营养

D. 要素膳补充 E. 输注匀浆液

10. 外科营养支持患者的营养液配制后冷藏的有效期为 ( )

A. 2h B. 4h C. 8h

D. 12h E. 24h

11. 不需要用管饲饮食的患者是 ( )

A. 手术后不能张口进食者 B. 拒绝进食者 C. 昏迷患者

D. 高热患者需补充高热量流质时 E. 晚期食管癌患者

12. 下列哪一项不是肠外营养的并发症 ( )

A. 腹泻 B. 导管败血症 C. 低血糖

D. 高渗性非酮性昏迷 E. 肝功能损害

13. 下列哪一项不属于肠外营养支持的适应范围 ( )

A. 营养不良 B. 胃肠道功能障碍 C. 胃肠道摄食或摄入不足

D. 严重感染 E. 低分解代谢状态

14. 评价外科患者的营养状态，最简单而实用的指标是 ( )

A. 近期体重下降程度和三头肌皮褶厚度

B. 血清转铁蛋白

C. 握力和三头肌皮褶厚度

D. 近期体重下降程度和血浆白蛋白水平

E. 氮平衡试验

15. 下列胃肠外营养的适应证中不包括 ( )

A. 高位小肠瘘 B. 恶性肿瘤化疗期呕吐

C. 大面积烧伤 D. 贫血 E. 坏死性胰腺炎

16. 下列各项关于全胃肠外营养的指征中，不包括 ( )

A. 短肠综合征 B. 大面积烧伤 C. 急性坏死性胰腺炎

D. 溃疡性结肠炎急性期 E. 肢体外伤性失血

17. 长期肠外营养支持者，应选择的穿刺血管是 ( )

A. 颈内静脉 B. 大隐静脉 C. 颈外静脉

D. 足背静脉 E. 头静脉

18. 肠内营养时与输入速度及溶液浓度有关的并发症是 ( )

A. 误吸 B. 腹胀、腹泻 C. 肠炎

D. 肠道细菌移位 E. 胆囊结石

19. 关于肠内营养下列描述不恰当的是 ( )

A. 肠内营养符合生理、并发症少
B. 只要肠道有功能，尽量采取肠内营养支持
C. 营养液的温度应接近体温
D. 营养液输入初始应缓慢、低浓度
E. 昏迷患者不能用肠内营养

20. 以下适用于肠内营养支持的情况是　（　　）
A. 活动性消化道出血　B. 严重肠道感染　C. 肠梗阻
D. 脑部损伤后昏迷患者　E. 急性阑尾炎穿孔

21. 下列需要用肠外营养支持的患者是　（　　）
A. 昏迷患者　B. 拒绝进食者　C. 化疗期间严重呕吐患者
D. 低位肠瘘患者　E. 急性胰腺炎患者病情稳定后

22. 在完全胃肠外营养液中，提供热能的最重要的来源是　（　　）
A. 葡萄糖　B. 脂肪　C. 氨基酸
D. 维生素　E. 电解质

23. 长期输注静脉高价营养后，出现高渗性非酮性昏迷的主要原因是　（　　）
A. 深静脉插管感染导致的败血症
B. 高价营养液被污染
C. 渗透性利尿、水电解质酸碱平衡紊乱
D. 胰岛素分泌不足
E. 中枢神经系统功能失常

A2 型题

24. 女性，50 岁，肠道广泛切除术后形成肠瘘的患者，行中心静脉插管输注营养液，护理中不正确的是　（　　）
A. 严格无菌操作
B. 配制的营养液 24h 用完
C. 由中心静脉导管输注其他药物
D. 每日取营养液做细菌培养
E. 准确记录出入量

25. 女性，23 岁，因阑尾炎切除术后残端瘘入院。测体重为 40kg，身高 160cm，消瘦明显，查血清白蛋白为 24g/L。考虑该患者营养状况为　（　　）
A. 轻度营养不良　B. 中度营养不良　C. 重度营养不良
D. 营养状况良好　E. 营养状况无法评估

26. 女性，67 岁，因结肠癌收入院，判断其有营养不良的依据是　（　　）
A. 3 个月内体重下降超过 5%　B. 1 年内体重下降超过 5kg
C. 1 年内体重下降 5%　D. 血清白蛋白低于 40g/L
E. 体质指数为 25

27. 男性，42 岁，因胃十二指肠溃疡出血行胃大部切除术，术后早期最适当的营养液输注途径是　（　　）

A. 鼻胃管　　B. 胃造瘘　　C. 鼻肠管
D. 空肠造瘘　　E. 周围静脉营养支持

28. 男性，50 岁，经鼻胃管进行肠内营养支持，正确的护理措施是（　　）
A. 若胃内容物残留量为 200 ml，可继续输注营养液
B. 输注营养液时应取头部抬高 30°的半卧位
C. 若输注过程中突然出现呛咳、呼吸急促或咳出类似营养液的痰，应减慢输注速度
D. 营养液浓度一般由 25%开始逐渐增至 50%
E. 营养液量逐渐增加，3 天内达到全量

29. 女性，因患胰腺癌入院，经中心静脉导管接受胃肠外营养支持，导管护理措施中正确的是（　　）
A. 每周一次消毒穿刺部位
B. 可经中心静脉途径给予抗生素
C. 可经中心静脉途径输血
D. 可经中心静脉导管抽血
E. 输液结束后要用肝素稀释液封管

A3 型题/A4 型题

（30—32 题共用题干）

女性，37 岁，因短肠综合征入院，入院后经颈内静脉插管行胃肠外营养支持。3 周后突然出现寒战、高热，无咳嗽、咳痰。体检，腹部压痛和反跳痛。

30. 最有可能的诊断是（　　）
A. 高渗性非酮性昏迷　　B. 气胸　　C. 肺部感染
D. 导管败血症　　E. 导管折断

31. 若发生上述症状后，观察 8h 仍有高热，应采取的措施是（　　）
A. 肠外营养液中增加胰岛素　　B. 用抗生素
C. 胸腔穿刺抽气　　D. 拔除中心静脉导管
E. 更换中心静脉导管

32. 若 24h 发热仍不退，应采取（　　）
A. 肠外营养液中增加胰岛素　　B. 用抗生素　　C. 胸腔穿刺抽气
D. 拔除中心静脉导管　　E. 更换中心静脉导管

(二)填空题

33. 外科营养支持可分为________和________。

34. 全胃肠外营养时，如在 2 周内，可经________输入；若超过 2 周时需经________持续输入。

35. 凡肠道功能正常，或存在部分功能者，营养支持时应首选________。

36. 要素饮食每日配置，但必须在________用完，置于________摄氏度冰箱保存。

37. 完全胃肠外营养(TPN)代谢性并发症有________、________、________、________。

38. 经深静脉置管行肠外营养支持的并发症包括导管相关性、________和________。

39. 禁食时，体内贮存的肝糖原在________小时内即可消耗尽，在饥饿时最主要的内源

性能源是________。

40.营养不良的类型有消瘦型营养不良、________和________。

(三)名词解释

41.肠外营养

42.肠内营养

43.完全胃肠外营养

44.全营养混合液

45.营养支持

(四)简答题

46.营养评估的指标有哪些?

47.肠内营养如何预防误吸和胃肠道并发症的发生?

48.肠外营养时可能会出现哪些并发症?如何观察?

(五)病例分析

49.男性,43岁,已婚,工人。4天前在暴饮暴食后出现中上腹部绞痛,3h后呈持续性,并向腰背部放射,伴腹胀。

护理体检:T 38℃,P 96次/min,R 25次/min,BP 116/78mmHg;患者神志清,紧张痛苦,急性病容,皮肤巩膜无黄染,两肺呼吸音清;腹稍膨隆,右下腹、右侧腰部有瘀斑,上腹部有明显压痛、反跳痛及肌紧张,肝脾未及,移动性浊音(+),肠鸣音1次/min。

辅助检查:血常规:WBC 21.9×10^9/L,N 0.88;血淀粉酶730U/L;B超提示:胆囊炎、胰腺炎;CT提示:腹腔积液,胰腺肿大,局灶坏死。

医学诊断:急性出血性坏死性胰腺炎。

治疗:经禁食、胃肠减压、补液、止痛等治疗未见好,于第二天在全麻下行剖腹探查,胆囊、空肠造瘘术,腹腔引流术;术后给予吸氧、呼吸机辅助呼吸,禁食、TPN营养支持,应用抗生素及腹腔灌洗待措施。

请问:

(1)何为TPN?适应证有哪些?

(2)实施TPN过程中可能会出现哪些并发症?

(3)营养支持一般何时开始?输注的途径有哪几条?

第六章　疼痛患者的护理

学习目标

1. 掌握吗啡、哌替啶的应用、不良反应、禁忌证、急性中毒及应用注意事项；掌握阿司匹林的作用、临床应用及不良反应；疼痛的概念、疼痛的治疗原则和护理措施。
2. 熟悉芬太尼、美沙酮、喷他佐辛、罗通定及纳洛酮作用特点和临床应用；熟悉对乙酰氨基酚、吲哚美辛、布洛芬及萘普生的作用特点、临床应用及主要不良反应；疼痛病情的评估内容。
3. 了解吡罗昔康、尼美舒利及芬酸类药物的作用特点、临床应用及不良反应；疼痛的原因和影响因素。
4. 学会观察吗啡、哌替啶等镇痛药的不良反应症状；能对阿司匹林等常用解热镇痛药应用过程中出现的不良反应采取适当的防治措施；能正确评估引起疼痛的原因和影响疼痛的因素、疼痛性质、程度、范围，指导患者减轻疼痛的方法；能使用疼痛测量工具判断病情和疼痛程度，以“三级止痛阶梯疗法”为原则，正确选择镇痛药物和给药途径，指导患者正确使用疼痛自控疗法。

第一节　镇痛药

【麻醉性镇痛药】

镇痛药(analgesics)是一类作用于中枢神经系统，在不影响意识及其他感觉的情况下选择性地消除或缓解疼痛的药物，同时还可减轻因疼痛所致的恐惧、紧张、焦虑和不安的情绪反应。因本类药大多数有成瘾性，故成瘾性镇痛药或麻醉性镇痛药。镇痛药可分为三类：① 阿片生物碱类镇痛药；② 人工合成的阿片类镇痛药；③ 其他镇痛药。

(一)阿片生物碱类镇痛药

其中吗啡、可待因和罂粟碱具有药用价值。

1. 吗啡(morphine)

(1)体内过程　口服后胃肠道吸收快，首过消除明显，生物利用度低(仅 25%)，故常注射给药。皮下注射 30min 后，吸收 60%，约 30%与血浆蛋白结合，迅速分布至全身，仅有少量通过血-脑屏障进入脑内，但可产生明显的中枢性药理作用。大部分经肝脏代谢，肾脏排泄，

血浆 $t_{1/2}$ 约为 2.5～3h。少量可经乳腺排泄，也可通过胎盘进入胎儿体内。

(2)作用　为阿片受体激动剂，属强效镇痛药。主要激动丘脑内侧、脑内导水管周围灰质及脊髓角质区的阿片 μ 受体(强效)、κ 受体(中效)、δ 受体(中效)而发挥作用。

1)中枢神经系统

镇痛、镇静：吗啡有强大的镇痛作用，对各种疼痛均有效。皮下注射 5～10mg 能明显减轻和消除疼痛，作用持续 4～6h。有明显的镇静作用，可消除由疼痛所引起的焦虑、紧张、恐惧等情绪反应，并可产生欣快感，使疼痛更易于耐受。欣快感是造成患者强迫性用药形成依赖性的主要原因。

抑制呼吸：治疗量吗啡可明显降低呼吸中枢对 CO_2 的敏感性，使呼吸频率减慢，潮气量减小。呼吸抑制是吗啡急性中毒致死的主要原因。

其他：吗啡具有缩瞳作用，与兴奋动眼神经有关，中毒时可呈针尖样瞳孔，对吗啡中毒具有诊断意义。吗啡可引起恶心和呕吐，与兴奋延髓催吐化学感受区有关。直接抑制延髓咳嗽中枢，产生镇咳作用。

2)外周作用

消化系统：治疗剂量的吗啡兴奋胃肠平滑肌，使胃窦张力增加，减慢胃排空速度；增加小肠和结肠的张力，使推进性蠕动减弱；抑制胆汁、胰液和肠液分泌，引起便秘(与抑制中枢，减轻便意有关)。吗啡还能兴奋胆管括约肌，使胆管和胆囊内压增加，诱发或加重胆绞痛，所以胆绞痛时应与阿托品合用。

心血管系统：吗啡可抑制血管平滑肌，扩张全身血管，引起直立性低血压。吗啡对呼吸的抑制作用致 CO_2 积聚，可使脑血管扩张，颅内压增高。

其他：治疗量吗啡能提高膀胱括约肌张力，导致尿潴留；也可对抗催产素的作用而延长产程；大剂量吗啡还可收缩支气管。

(3)应用

1)镇痛：①用于急性锐痛如术后、严重创伤、烧伤、癌性疼痛、血压正常心绞痛；②合用阿托品解除胆、肾绞痛；③不用于分娩止痛、低血压或颅内压升高患者止痛。因有成瘾性，故也不用于慢性钝痛。

2)治疗心源性哮喘：是治疗心源性哮喘的首选药，其机制是：①扩血管作用：减轻心脏的前后负荷，缓解左心衰竭所致急性肺水肿；②镇静作用：消除患者紧张情绪，间接减轻心脏负荷；③降低呼吸中枢对 CO_2 的敏感性，使急促浅表的呼吸得以缓解。因吗啡抑制呼吸，并使支气管平滑肌张力增加，故禁用于支气管哮喘。

3)止泻：临床上曾用阿片酊治疗消耗性腹泻，因有成瘾性，现已少用。

4)咳嗽：吗啡止咳作用强大，但因成瘾性强，一般不用。必要时以可待因代替用于无痰性干咳。

(4)不良反应

1)一般反应：治疗量的吗啡有时会有恶心、呕吐、呼吸抑制、嗜睡、眩晕、便秘、排尿困难等不良反应。

2)耐受性及依赖性：反复应用致耐受性，甚至产生依赖性，突然停药引起严重生理功能紊乱，表现为戒断症状，如烦躁不安、流涕、流泪、呕吐、腹绞痛、肌肉痛、出汗、意识丧失，可危及生命。患者为减少痛苦会不择手段寻觅吗啡，传播疾病，对社会危害极大，应严格限制使用。

3）急性中毒：表现为昏迷、针尖样瞳孔（严重缺氧时则瞳孔散大）、呼吸高度抑制、血压降低，甚至休克。呼吸麻痹是中毒致死的主要原因，中毒时需用吗啡拮抗药、人工呼吸、给氧等抢救。吗啡拮抗药纳洛酮对缓解呼吸抑制有显著效果，是最常用的抢救药物。

（5）用药护理

1）用药时应密切关注患者耐受性和依赖性，禁止滥用。

2）急性中毒抢救措施：①人工呼吸；②适量给氧；③必要时静注阿片受体拮抗剂纳洛酮。

3）慢性阻塞性肺病、支气管哮喘、严重肝功能减退、颅内压升高、分娩疼痛、哺乳期妇女禁用。

2. 可待因(codeine)　又名甲基吗啡。镇痛作用仅为吗啡的1/10，作用持续时间与吗啡相似；镇咳作用是吗啡的1/4；镇静作用不明显，欣快感及依赖性弱于吗啡。在一般剂量时，呼吸抑制作用较轻，无明显的便秘、尿潴留及直立性低血压等不良反应。用于中等程度疼痛，与解热镇痛药有协同作用。可作为中枢性镇咳药用于干咳。

（二）人工合成镇痛药

1. 哌替啶(pethidine，度冷丁，dolantin)

（1）体内过程　口服易吸收，但生物利用度较低（52%），皮下注射局部刺激性强，故常采用肌内注射给药。血浆蛋白结合率为40%，$t_{1/2}$为3h。分布广，可透过胎盘屏障影响胎儿。少量经乳汁排泄。

（2）作用　与吗啡相似，但作用弱、维持时间短。镇痛作用只是吗啡的1/10；呼吸抑制作用弱；对平滑肌影响小，没有止泻和便秘作用，不诱发胆绞痛，不延长产程，治疗量对支气管平滑肌无影响。

（3）应用

1）镇痛：替代吗啡用于各种急性锐痛，如创伤后疼痛、术后疼痛及分娩疼痛（分娩前2～4h内禁用，以防胎儿宫内缺氧）；胆绞痛或肾绞痛需合有阿托品。

2）治疗心源性哮喘：因依赖性发生慢而弱，效果良好，已取代吗啡。机制同吗啡。

3）麻醉前给药：具镇静作用，可消除患者紧张情绪，也可增强麻醉药的镇痛作用。

4）人工冬眠：与氯丙嗪、异丙嗪组成冬眠合剂，用于人工冬眠疗法。

（4）不良反应和应用注意事项　治疗量可致口干、恶心、心悸、直立性低血压。长期反复用药可产生耐受性和依赖性。过量抑制呼吸，偶致肌颤，甚至惊厥。应控制使用，连续用药不宜超过2周。支气管哮喘和颅脑外伤患者禁用。

2. 其他人工合成镇痛药　有芬太尼（fentanyl）、美沙酮（methadone）、二氢埃托啡（dihydroetorphine）、喷他佐辛（pentazocine）、曲马朵（tramadol）、布桂嗪（bucinnazine）。其作用特点和应用比较见表6-1。

表 6-1　其他人工合成镇痛药作用特点和应用比较

药　物	作用特点	临床应用	不良反应及注意事项
芬太尼	镇痛比吗啡强 100 倍，呼吸抑制轻，时间短	急性锐痛。常与氟哌利多合用，实施神经安定镇痛术	大剂量致呼吸抑制，禁用于支气管哮喘；脑外伤、脑肿瘤引起昏迷患者及 2 岁以下小儿
舒芬太尼	为芬太尼的衍生物，其亲脂性约为芬太尼的 2 倍，更易通过血脑屏障，比芬太尼镇痛强度更大，作用持续时间更长（约为芬太尼的 2 倍）	辅助麻醉和麻醉诱导	对呼吸有抑制作用，其程度与等效剂量的芬太尼相似，但持续时间更长。可引起恶心、呕吐和胸壁肌肉僵直等作用与芬太尼相似
美沙酮	镇痛作用与吗啡相当。成瘾性发生慢且易治	急性锐痛和阿片脱毒替代疗法	有呼吸抑制作用，孕妇临产前、呼吸功能不全、婴幼儿禁用
二氢埃托啡	镇痛作用是吗啡的 12000 倍，且有解痉作用，依赖性小，但维持时间短	急性锐痛和阿片脱毒替代疗法。用于内脏绞痛不必合用阿托品	口服不吸收，常舌下含服。时间短，需 2～3h 静注或肌注一次
喷他佐辛（镇痛新）	镇痛作用是吗啡的 1/3，成瘾性很小。升血压、加快心率	慢性剧痛	大剂量呼吸抑制，血压升高，心率加快。也可致焦虑、恶梦及幻觉
曲马朵	镇痛作用是吗啡的 1/3，无呼吸抑制，无欣快感	急、慢性剧痛和癌性疼痛	长期应用不排除成瘾可能。肝、肾功能不全慎用，孕妇慎用
布桂嗪（强痛定）	镇痛作用是吗啡的 1/3，有止咳作用，成瘾性小	各种剧痛，包括神经性、炎症性、外伤性疼痛，痛经	长期用可成瘾。偶致困倦、恶心、眩晕、头痛等

（三）其他类镇痛药

罗痛定（rotundine，颅痛定）　为消旋四氢帕马丁的左旋体，为罂粟科草本植物玄胡（元胡）的有效成分，具有有镇静安定、催眠、镇痛和中枢性肌肉松弛的作用。其作用机制是阻断脑内多巴胺受体，与阿片受体无关，也没有明显的依赖性。主要用于治疗各种钝痛、痛经等，并可用于分娩止痛（对产程及胎儿均无不良影响），镇痛作用较解热镇痛药强，可维持作用 2～5h。对创伤、手术及晚期恶性肿瘤疼痛的疗效较差。

（四）阿片受体阻断药

纳洛酮（naloxone）和纳曲酮（naltrexone）　两者化学结构与吗啡相似，对阿片受体有竞争性拮抗作用，能快速对抗阿片类药物过量中毒，对长期应用阿片类药物者有催瘾作用。纳洛酮口服生物利用度低（2%），一般采用注射给药，$t_{1/2}$ 为 1.1h。纳曲酮口服生物利用度为 30%，$t_{1/2}$ 为 2.7h。两药临床主要用于吗啡类及酒精类急性中毒所致的呼吸抑制、休克、循环衰竭等症状的解救（可使昏迷患者迅速复苏）以及对吸毒成瘾患者的诊断。纳洛酮也是重要的工具药。

（五）用药护理小结

1. 用药前沟通

（1）了解病史及用药史　明确患者所患疾病的性质及病程，疼痛的部位、发生时间、性质，了解患者心肺功能情况，有无吸烟、饮酒习惯；是否用过镇痛药，其种类、剂量、疗效、有无依赖性产生等；了解患者及家属对麻醉性镇痛药治疗的必要性及成瘾性危险的知晓程度。

（2）用药指导　镇痛药不能轻易地使用，应在明确病因的前提下使用，否则，容易掩盖疾病真相，延误诊治；另外，镇痛药仅限于急性剧烈疼痛时用，而且是短期的，不能反复多次使用。

2. 用药后护理

（1）给药方法

1）吗啡：是晚期癌痛最常选用的镇痛药物，口服易吸收，肝脏首关消除较强。速释硫酸吗啡、盐酸吗啡镇痛时间为4～6h。口服吗啡控释片的作用时间可达12h。对于经胃肠道给药不能控制的疼痛或疼痛发作特别频繁的患者，可经静脉全身给药。在口服、静脉经皮等途径都失败后或产生难以控制的不良反应时，可改用椎管内给药或复合局部神经阻滞疗法。

2）芬太尼：是术中常用的镇痛药物，经皮芬太尼贴剂（TTS-fentanyl）是晚期癌痛治疗的重要药物。其镇痛强度是吗啡的70～100倍。芬太尼缓释透皮贴剂适用于不能口服的患者，初次用药，6～12h达到血浆峰浓度，12～24h达到血浆稳态浓度，每隔72h更换一次贴剂，可维持稳定的血药浓度。

3）哌替啶：因其在体内的代谢物去甲哌替啶半衰期是哌替啶本身的2～3倍，长期使用可导致在体内的蓄积，引起中枢神经系统的一系列不良反应，如震颤、肌震挛甚至癫痫发作，纳洛酮不能拮抗去甲哌替啶引起的不良反应、甚至有加重的趋势，故哌替啶不适用于慢性疼痛和癌痛的治疗。

（2）主要护理措施

1）长期使用口服阿片类药物，因肠蠕动受抑制，便秘发生率高，故在使用之初就应预防性地联合使用一些治疗便秘药物如番泻叶等。严重便秘可使用作用较强的导泻药，或换用非口服制剂，如芬太尼透皮贴剂。阿片类药物刺激呕吐中枢，胃肠道阿片受体以及便秘常可引起患者恶心、呕吐。防治的方法包括：甲氧氯普胺10mg，3～4次/d；氟哌利多2.5～5mg，1～2次/d，但可引起镇静作用，故不用于已有镇静反应的患者；地塞米松5～10mg，1～2次/d；严重的呕吐患者可用5-HT_3受体拮抗剂。随着使用时间的延长，阿片类药物的催吐作用可逐渐减轻直至消失，因此，在阿片类药物治疗时应从小剂量开始，逐渐增加剂量，这样可明显减轻呕吐的发生。

2）呼吸抑制作为阿片类药物的急性不良反应，在晚期癌痛治疗使用控缓释阿片类药物的患者中极少发生，应加强对首次使用阿片类药物患者的监测。一旦出现不良反应，可用阿片受体拮抗剂纳洛酮（20～40μg/min，iv）进行治疗，随后减少阿片类药物的剂量。

3）晚期癌症患者使用阿片类药物，主要以镇痛为目的，可出现药物耐受和躯体依赖现象，但与吸毒者的心理依赖有别，出现成瘾的极少（哌替啶除外）。因顾及可能出现成瘾而限制晚期癌症患者的阿片类药物用量是没必要的，也不利于疼痛的控制和患者的生活质量。

3. 用药护理评价　疼痛是否缓解，生命体征是否正常，呼吸是否通畅；有无药物依赖性发生，有无毒性反应症状；患者是否基本已经知晓所用镇痛药的相关知识，正确、合理用药，配合治疗。

【解热镇痛抗炎药】

(一)基本作用及作用机制

解热镇痛抗炎药(antipyretic-analgesic and anti-inflammatory drugs)是一类具有解热、镇痛,大部分还有抗炎、抗风湿作用的药物。因其抗炎作用与含甾核的糖皮质激素不同,故又称非甾体抗炎药(non-steroidal anti-inflammatory drugs, NSAIDs),共同作用机制是抑制环氧酶(COX)而抑制体内前列腺素(prostaglanclin, PG)的生物合成(见图 6-1)。

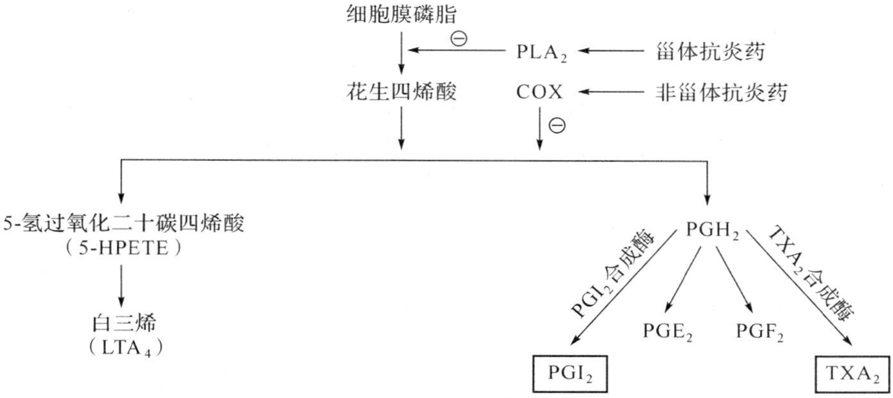

PLA$_2$:磷脂酶A$_2$; COX:环氧酶; PGI$_2$:前列环素; TXA$_2$:血栓素A$_2$

图 6-1　前列腺素生物合成及药物作用环节

此类药物抑制环氧酶-2(COX-2)的作用是其治疗基础,而对环氧酶-1(COX-1)的抑制作用则成为其不良反应的原因。

本类药物基本药理作用如下:

1. 解热作用　该类药通过抑制下丘脑体温调节中枢处的环加氧酶,减少 PG 的合成,使发热的体温降至正常。与氯丙嗪不同,能使发热者的体温降低,而对体温正常者几乎没有影响。

2. 镇痛作用　该类药通过抑制炎症局部 PG 的合成,降低痛觉感受器对致痛物质的敏感性而发挥镇痛作用。与麻醉性镇痛药不同,其具有中等程度的镇痛作用,对慢性钝痛效果良好,不产生呼吸抑制作用和成瘾性。

3. 抗炎作用　该类药通过抑制 PG 合成,减轻炎症的红、热、肿、痛等反应,故可明显缓解风湿及类风湿性关节炎的症状,但不能根除病因,也不能阻止病程的发展或并发症的出现。苯胺类药无抗炎作用。

(二)常用药物

1. 非选择性环氧酶抑制药

(1) 阿司匹林(aspirin,乙酰水杨酸)

1)作用与应用:为水杨酸类代表药,不同剂量具有不同的作用和临床应用。

抑制血小板聚集:小剂量(40～80mg)阿司匹林即可显著减少 TXA_2 水平,最大限度地抑制血小板聚集,作用持续 2～3 日,而对 PGI_2 的合成无明显影响。较大剂量(0.3g)的阿司匹林也能抑制血管壁内 PGI_2 合成酶的活性而减少 PGI_2 的合成。PGI_2 是 TXA_2 的生理对抗物，其合成减少可能促进凝血及血栓形成，临床上用小剂量防止血栓形成，以治疗缺血性心脏病和脑缺血患者。

解热镇痛：一般剂量（每次 0.3～0.6g，3 次/d）具有显著的解热镇痛作用。用于解热，减轻中度疼痛如头痛、牙痛、肌肉痛、痛经等慢性钝痛及感冒发热等。

抗炎抗风湿：大剂量（每天 3～6g，分 4 次服）可迅速缓解风湿性关节炎及风湿热的症状，用于风湿热、风湿性及类风湿性关节炎治疗。由于能使风湿热症状在 24～48h 迅速好转，是重要鉴别诊断依据。

2）不良反应

胃肠道反应：长期服用阿司匹林可致不同程度的胃黏膜损伤如糜烂性胃炎、胃溃疡和出血，也可使原有溃疡病加重，除了药物对胃肠黏膜的直接刺激外，也与抑制对胃黏膜有保护作用的 PG 的合成有关。同服抗酸药或服用肠溶阿司匹林片可以减轻上述反应。

凝血障碍：大剂量抑制凝血酶原合成，小剂量抑制血小板聚集，均可加重出血倾向，故应监测凝血指标。

过敏反应：偶致皮疹、血管神经性水肿和过敏性休克，诱发支气管哮喘，即“阿司匹林哮喘”，拟肾上腺素类药物治疗无效。

水杨酸反应：剂量过大（每日 5g 以上）引起的中毒反应，表现为头痛、眩晕、恶心、呕吐、耳鸣以及视力和听力减退等，严重者可致过度换气、酸碱平衡失调、高热、精神错乱、昏迷。

瑞夷综合征：常见于病毒感染的青少年应用阿司匹林后，表现为严重肝功能不良合并脑病，虽少见，但致死率高。

3）用药护理：①消化性溃疡者禁用，必要时与碳酸钙或 PGE_2 合用。②用维生素 K 预防凝血障碍。维生素 K 缺乏症、低凝血酶原症、严重肝病、孕、产妇禁用。手术前一周停用。③用抗组胺药及糖皮质激素类药物治疗阿司匹林所致的过敏反应。哮喘、荨麻疹、鼻息肉患者禁用。④一旦发生水杨酸反应，应立即停药，静滴碳酸氢钠碱化尿液，加速药物排出。⑤病毒感染青少年慎用。

（2）对乙酰氨基酚（acetaminophen，扑热息痛） 为非那西丁的体内代谢产物，是苯胺类的代表药。具有以下特点：①解热镇痛作用较强；②无抗炎抗风湿作用；③无明显胃肠刺激。临床主要用于退热和镇痛，如感冒发热、神经痛、肌肉痛及对阿司匹林不能耐受者和过敏者。不良反应少见。偶致皮疹、药热等过敏反应。长期使用可致肝肾毒性。

（3）吲哚美辛（indomethacin，消炎痛） 为抗炎有机酸类，是最强的 PG 合成酶抑制剂之一。具有显著的抗炎及解热作用，对炎性疼痛有明显的镇痛效果。临床上仅用于其他药不能耐受或疗效不佳的强直性脊柱炎、风湿性关节炎、类风湿性关节炎等。对癌性发热及其他药不能控制的发热常能见效。不良反应多且严重，表现在消化道反应，如恶心、呕吐、腹泻，偶致溃疡穿孔；神经系统反应有头痛、耳鸣，偶致精神失常；血液系统反应有粒细胞减少、溶血性贫血、血小板减少性紫癜，偶致再生障碍性贫血。其他如过敏反应。

（4）布洛芬（ibuprofen） 为抗炎有机酸类，具有明显的抗炎、解热、镇痛作用。由于胃肠道反应比阿司匹林少，临床广泛应用于治疗类风湿性关节炎和骨关节炎。

氟比洛芬是布洛芬的氟化物，抗炎作用和镇痛作用分别为阿司匹林的 250 倍和 50 倍，比布洛芬强，且毒性更低，是目前已知的丙酸类非甾体抗炎药中作用最强的一种。

(5)双氯芬酸(diclofenac)　为抗炎有机酸类。解热、镇痛、抗炎抗风湿作用强于吲哚美辛，但不良反应小于后者，常用于类风湿性关节炎、风湿性关节炎、骨关节炎、术后疼痛、痛经等。

(6)吡罗昔康(piroxicam)　为抗炎有机酸类，是长效抗风湿病药。安吡昔康是其前体药。吡罗昔康抗炎、镇痛作用与吲哚美辛相似，主要优点是长效，每日只需服一次。临床上用于感冒发热、风湿性及类风湿性关节炎、强直性脊柱炎、骨性关节炎及痛风急性发作等。短期服用不良反应少，偶见胃肠道反应及过敏反应。但剂量过大或用药时间过久可致上消化道出血。溃疡病、支气管哮喘、"阿司匹林哮喘"、哺乳期妇女慎用。

2. 选择性环氧酶-2抑制药　常用药物有美罗昔康(meloxicam)和尼美舒利(nimesulide)。两药特点见表6-2。

表6-2　美罗昔康和尼美舒利作用比较

药物	主要作用	临床应用	不良反应
美罗昔康	抗炎作用强	风湿、类风湿性关节炎，急性痛风、强直性脊椎炎	大剂量可致消化道出血
尼美舒利	抗炎作用强	类风湿性关节炎、骨关节炎呼吸道及五官软组织炎症	胃肠道反应轻微、短暂

(三)解热镇痛药的复方配伍及合理用药

常用对乙酰氨基酚复方制剂，其所用的商品名有：日夜百服宁，祺尔百服宁，加合百服宁，菲斯特，泰诺，泰诺林，康利诺，白加黑，可利得，银得菲，康得，帕拉辛等。以上药物均是以对乙酰氨基酚为主药，与下列不同成分按规定剂量组成的复方制剂，以提高疗效，缓解相关症状(表6-3)。主要适用于解热，减轻伤风、感冒、头痛、咳嗽、流涕、鼻塞等症状。避免重复用药。

表6-3　各药物成分、作用及用药注意事项

药物成分	作用	不良反应及禁(慎)用
咖啡因	收缩脑动脉，缓解脑血管扩张所致搏动性头痛症状	惊厥，故小儿高热不宜选用
阿司匹林	增加解热、镇痛效果	过敏反应，哮喘、过敏者禁用
异丙安替比林	增加解热、镇痛效果	过敏反应，肝肾功能不良者，过敏者禁用
伪麻黄碱	收缩鼻黏膜血管，消除鼻塞症状，缓解感冒症状	收缩血管，高血压、心脏病、孕妇、老年人禁用
氯苯那敏	抗过敏症状	中枢抑制，驾驶员、高空作业者、精细工作者禁用
苯海拉明	抗过敏症状	同氯苯那敏
右美沙芬	止咳	痰多者慎用

(四)用药护理小结

1. 用药前沟通

(1)发热是机体的一种防御反应,不同热型又是诊断疾病的重要依据,因此,在发病原因未弄清以前,有热就退,滥用解热药物,就可能掩盖病情,贻误治疗,但是,如发热太久或体温过高,患者体力过度消耗,产生头痛和全身不适,引起惊厥、昏迷甚至危及生命时,就应在采取对因治疗的同时,选用适当的解热镇痛药进行对症治疗。

(2)用药指导　在选用解热镇痛药时应注意以下几点:①在用药物降温前尽可能要弄清发热原因,进行对因治疗。②患者体温过高,或用药量过大,可因大汗淋漓而致虚脱,特别是老年和婴幼儿患者。因此,遇有上述情况应用解热镇痛药时,剂量应略小些。③不必把体温降至37℃,更不应因体温降得不多而盲目增加剂量。④持续不退高热往往是疾病严重或疾病没有得到控制的信号。因此,使用退热药时如连续三天仍发热不退,必须请医生诊治。⑤妊娠早期、严重肝肾功能损害或有消化性溃疡者应慎用或禁用,有过敏史者禁用。

2. 用药后护理

(1)给药方法

1)除非是发热过高,一般都不急于用退热药。若需使用,要同时进行病因治疗。因为单靠解热药不能根本解决问题。其次就是注意用量,尤其是作用快猛的氨基比林,用量过大,出汗过多,体温骤降,容易引起虚脱。

2)根据患者的指征、机体状况及药物的适应证、禁忌证等综合因素合理用药:①一般以疗效确切、毒性低、价格较便宜的药物如阿司匹林及其复方制剂为首选药,次之选用对乙酰氨基酚、布洛芬及其复方制剂等。解热应用不超过3天,镇痛应用不超过5天。②对于长期高热的疾病如血吸虫病、伤寒、晚期癌症可考虑应用吲哚美辛栓剂。③儿科用药以对乙酰氨基酚、布洛芬及其复方制剂为宜。④妊娠妇女应慎用解热镇痛药,最好选用对乙酰氨基酚。⑤含氨基比林、非那西丁的一些复方制剂最好不用。

(2) 不良反应防治措施

1)阿司匹林:①胃肠道反应:大剂量服用可引起消化道出血或溃疡形成,故胃溃疡患者禁用。采用饭后服药及适当同服抗酸药以减轻胃肠道反应。②凝血功能障碍:久用延长出血时间,致出血倾向,可用维生素K防治。凡有严重肝病、血友病、维生素K缺乏症和近期有脑出血史者禁用,大手术前一周应停用本类药。③过敏反应:用抗组胺药及糖皮质激素类药物治疗阿司匹林所致的过敏反应。哮喘、荨麻疹、鼻息肉患者禁用。④水杨酸反应:应立即停药,给予对症治疗,并可静脉滴入碳酸氢钠溶液以碱化尿液,加速药物排出。⑤瑞夷(Reye)综合征:对水痘、流感等病毒感染青少年慎用。⑥长期使用可致肝肾功能损害。

2)对乙酰氨基酚:长期应用可造成肾损害,由于其毒性较大,已不单独使用。

3)一些常用解热镇痛药常相互配伍,或配伍巴比妥类、咖啡因或抗组胺药(如氯苯那敏),以期提高疗效和减少不良反应。但据一些对照观察,复方并不优于单用,且复方中大多含有非那西丁(苯胺类),久用可致肾乳头坏死,并可能引起肾盂癌;非那西丁还可能与某些复方久用引起依赖性有关。此外,不少复方都含氨基比林(吡唑酮类),少数患者服用后出现粒细胞缺乏。

3. 用药护理评价　发热是否消退,体温是否恢复正常,疼痛及关节肿痛症状是否缓解;是否出现严重不良反应,处理方法及结果如何;患者能否坚持正确、合理用药。

第二节　疼痛患者的护理

DAORU QINGJING

导入情景

情景描述：

王女士，45岁。因右股部痛觉过敏、麻木20日，右肋部痛7日，拟"急性脊髓炎"收治入院。查体：T 36.5℃，P 80次/min，R 20次/min，BP 125/100mmHg。神志清，精神好，无失语，颅神经检查无异常，四肢肌张力正常，肌力5级。

若你是当班护士，请问：

1. 影响该患者疼痛的因素有哪些？

2. 使用止痛药物时要掌握什么原则？该采取哪些护理措施？

疼痛是一种复杂的主观感受，是近年来比较关注的一个临床常见症状。疼痛与疾病的发生、发展与转归有着密切的联系，是临床上诊断疾病、鉴别疾病的重要指征之一，同时也是评价治疗与护理效果的重要标准。1995年，全美保健机构评审联合委员会正式将疼痛确定为继体温、脉搏、呼吸、血压之后的第五大生命体征。

国际疼痛研究协会把疼痛定义为：与实际的或潜在的组织损伤相关联或者可以用组织损伤描述的一种不愉快的感觉和情绪上的体验。疼痛有双重含义：痛觉和痛反应。痛觉是一种意识现象，是个体的主观直觉体验，受个体的心理、性格、经验、情绪和文化背景影响，个体表现为痛苦、焦虑。痛反应是机体对疼痛刺激所产生的一系列生理病理变化和心理变化，如呼吸急促、血压升高、出汗，心理痛苦、焦虑和抑郁等。疼痛是人体最强烈的应激因素之一，是机体对有害刺激的一种保护性防御反应，具有保护和防御的功能。

【病因及分类】

（一）病因

1. 温度刺激　过高或过低的温度作用于机体，均会引起组织损伤，如烧伤或冻伤，从而产生疼痛。

2. 化学刺激　化学物质如强酸、强碱可直接刺激神经末梢，导致疼痛。

3. 物理损伤　机械性损伤，身体组织受牵拉、肌肉受压、挛缩等，均可使局部组织受损，刺激神经末梢而引起疼痛。

4. 病理因素　疾病造成体内某些管腔狭窄阻塞、组织缺血缺氧、平滑肌痉挛、局部炎性浸润等均可引起疼痛。

5. 心理因素　心理状态不佳，如情绪紧张或低落、愤怒、悲痛、恐惧等都能引起局部血管收缩或扩张而导致疼痛；疲劳、睡眠不足、用脑过度等可导致功能性头痛。

（二）分类

1. 按疼痛程度分类　①轻微疼痛；②中度疼痛；③剧烈疼痛。

2. 按疼痛病程分类 ①急性疼痛：突然发生，有明确的开始时间，持续时间较短，以数分钟、数小时或数天之内居多；②慢性疼痛：疼痛持续3个月以上，具有持续性、顽固性和反复性的特点。

3. 按疼痛性质分类 ①钝痛：酸痛、胀痛、闷痛等；②锐痛：刺痛、切割痛、灼痛、绞痛、撕裂样痛、爆裂样痛等；③其他：如跳痛、压榨性痛、牵拉样痛等。

4. 按疼痛发生原始部位及传导途径分类 ①皮肤痛：疼痛刺激来自体表，多因皮肤黏膜受损而引起；②躯体痛：是指肌肉、肌腱、筋膜和关节等深部组织引起的疼痛；③内脏痛：是因内脏器官受到机械性牵拉、扩张、痉挛、炎症、化学性刺激等引起；④牵涉痛：内脏痛常伴有牵涉痛，即内脏器官疾病引起疼痛的同时在体表某部位也发生痛感；⑤假性痛：指去除病变部位后仍感到相应部位疼痛，如截肢患者仍感到已不存在的肢体疼痛；⑥神经痛：为神经受损所致，表现为剧烈的灼痛和酸痛。

5. 按疼痛的部位分类 最常见的有头痛、胸痛、腹痛、腰背痛、骨痛、关节痛、肌肉痛等，另外还有癌性疼痛。

6. 按疼痛的系统分类 可分为神经系统疼痛、心血管系统疼痛、血液系统疼痛、呼吸系统疼痛、消化系统疼痛、内分泌系统疼痛、泌尿系统疼痛、运动系统疼痛、免疫系统疼痛和心理性疼痛。

【疼痛对机体的影响】

1. 对情绪及行为的影响 急性疼痛如急腹症、外伤性疼痛、手术痛等可引起患者精神兴奋、焦虑、烦躁、苦恼不安；长期慢性疼痛如三叉神经痛、癌痛等可使人精神抑郁、表情淡漠。患者还会出现摩擦局部疼痛部位、皱眉、面部扭曲等。轻度疼痛只引起局部反应，当疼痛加重时可出现肌肉收缩、肢体僵硬、强迫体位等。

2. 对循环系统的影响 剧痛可兴奋交感神经，血中儿茶酚胺和血管紧张素Ⅱ水平升高，可使患者血压升高、心动过速和心律失常，对伴有高血压、冠状动脉供血不足的患者极为不利。而醛固酮、皮质激素和抗利尿激素的增多，又可引起患者体内水钠潴留，进一步加重心脏负荷。剧烈的深部疼痛有时可引起副交感神经兴奋，使血压下降，脉率减慢，甚至发生虚脱、休克。

3. 对呼吸系统的影响 疼痛使骨骼肌活动增加，肺顺应性降低，通气功能下降，使患者缺氧、二氧化碳蓄积，引起肺不张等。

4. 对消化、泌尿系统的影响 疼痛引起的交感神经兴奋，可反射性抑制胃肠功能，降低平滑肌张力，使患者出现腹胀、恶心、尿潴留等。

5. 对内分泌系统的影响 疼痛可引起多种激素的释放，产生相应的病理生理改变。如肾上腺素、皮质醇可促使血糖增高，蛋白质、脂质代谢增强，易使患者发生负氮平衡，不利于机体康复；醛固酮、抗利尿激素增高使得机体水钠潴留，增加心血管系统的负担。

6. 对免疫系统功能和凝血机制的影响 与疼痛相关的应激反应可使淋巴细胞减少，网状内皮系统处于抑制状态，机体抵抗力降低。疼痛应激反应使血小板黏滞增强，功能降低，导致机体处于高凝状态，易导致血栓形成。

【疼痛的影响因素】

影响疼痛的因素是多方面的，包括心理因素、生理因素和社会因素，同时个体间存在很大的差异。

1. 年龄　是影响疼痛的重要因素之一，个体对疼痛的敏感程度因年龄不同而不同，婴幼儿对疼痛的敏感程度低于成人，随着年龄增长，对疼痛的敏感性也随之增加；老年人对疼痛的敏感性又逐步下降。

2. 社会文化背景　社会环境和文化环境影响患者对疼痛的认知评价、对疼痛的反应和表达方式。

3. 环境变化　环境因素可影响疼痛，如噪音、温度和光线等。持续的刺激性噪音，可增加肌肉的张力和应激性，加剧疼痛；舒适的环境可以改善个体的情绪，从而减轻疼痛。

4. 社会支持　当患者经历疼痛时，良好的社会支持，如家属或亲人陪伴，可以减少其孤独感和恐惧感，从而减轻疼痛。此外，鼓励和赞扬可促使患者有信心应对即将到来的疼痛并增加患者的控制感。

5. 个人经历　过去疼痛的经验可影响患者对疼痛的反应，儿童对疼痛的体验还取决于父母的态度。

6. 个性心理特征　个体气质、不同的性格常常影响疼痛的程度和表达方式。个性强、自控能力强的人表现出耐受性较高，善于表达的人易于主诉疼痛。

【护理评估】

(一)主观资料的评估

1. 疼痛部位　有时患者能明确指出具体的疼痛部位，但有时疼痛部位不易辨别，应耐心倾听患者的描述。

2. 疼痛时间　疼痛开始的时间、持续的时间及有无变化。

3. 疼痛性质　区分是锐痛、钝痛、牵拉痛、痉挛痛、绞痛，是隐痛还是剧痛，局限还是扩散。

4. 疼痛的强度　患者是否能够忍受，疼痛测评的等级。

5. 影响疼痛的因素　如温度、活动、肢体移动和体位改变等。

6. 既往采用的止痛方法及效果。

(二)客观资料的评估

1. 生命体征改变　疼痛可引起脉搏加快、血压上升、呼吸短促等。

2. 非语言行为　有助于准确评估疼痛。特别是气管插管危重患者、老人、婴幼儿等特殊人群不能用语言表达疼痛的患者。

体语：面部表情、皱眉、紧闭双唇、痛苦表情、眼神冷淡、流泪等。

躯体姿势：强迫体位、肌肉紧张、保护性行为等。

声音：微弱、呻吟、叹息、哭泣、喘息等。

情绪：激动、烦躁、淡漠、悲伤等。

3. 疼痛对患者生活的影响　睡眠时间和质量、饮食、活动、休息等方面的影响。

4. 评估疼痛工具的使用　可视患者的病情、年龄和认知水平选择相应的评估工具。

(1)四点口述分级评分法(the 4-point verbal rating scale，VRSs-4)　将疼痛分为：

0 级：无痛；

Ⅰ级：轻度，可耐受，不影响睡眠，可正常生活；

Ⅱ级：中度，疼痛明显，睡眠受干扰，需用一般性止痛、镇静、安眠药；

Ⅲ度：重度，疼痛剧烈，伴有自主神经功能紊乱，睡眠严重受干扰，需用麻醉性药物。

每级 1 分，此法最简便，由患者自己选择，但临床科研可靠性差，且受患者文化水平的影响。

(2)行为疼痛测定法(behavioral rating scales，BRS)　将疼痛分为 6 级：

Ⅰ无疼痛；

Ⅱ有疼痛但可被忽视；

Ⅲ有疼痛，无法忽视，但不干扰日常生活；

Ⅳ有疼痛，干扰注意力；

Ⅴ有疼痛，所有日常生活都受影响，但能完成基本生理需要，如进食和排便等；

Ⅵ存在剧烈疼痛，需休息或卧床休息。

用这些行为改变参与评分有一定客观性，每级为 1 分，从 0 至 5 分。

(3)数字评分法(numberic rating scales，NRS)　此法需要患者用 0 至 10 这 11 个数字描述疼痛强度，0 为无痛，10 为极度疼痛。

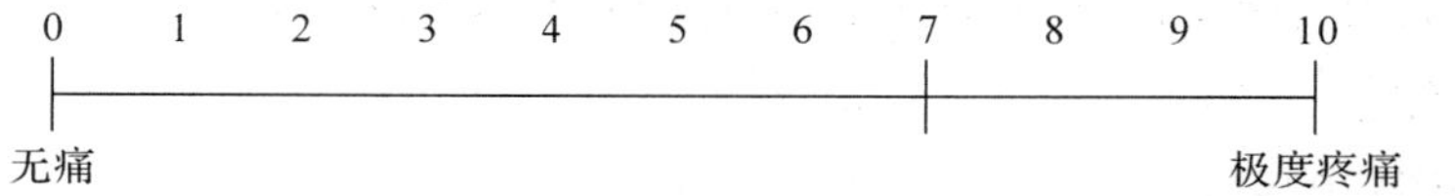

注：0 为无痛，0—3 为轻痛，3—7 为中痛，>7 为重痛，10 为极度疼痛

(4)视觉模拟评分法(visual analogue scale，VAS)　该法是用 1 条 10cm 长的直尺或直线，左边注明 0 字样，右边表明 10 字样。0 端为无痛，10 端为最剧烈的疼痛。让患者根据自己疼痛强度找出在直尺或直线上的相应位置。此方法灵活方便，患者有很大的选择自由。

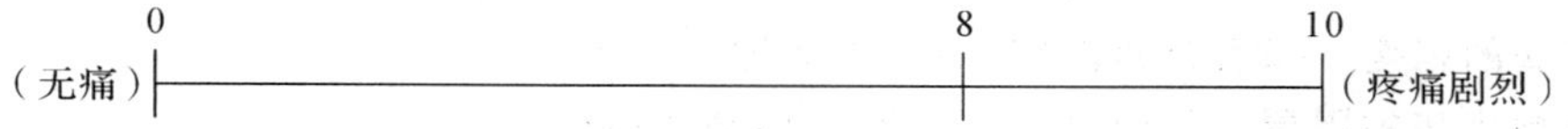

(5)面部表情测量图　对 3 岁以上的儿童可采取图片法来测量其疼痛程度。根据所示的不同面孔，让儿童自己选择一个面孔来表达他的感受。

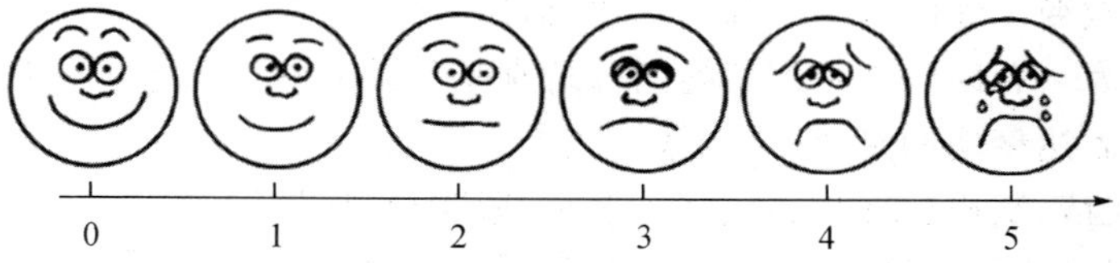

注：0. 非常愉快，无疼痛；1. 有一点疼痛；2. 轻微疼痛；
3. 疼痛较明显；4. 疼痛较严重；5. 剧烈痛，但不一定哭泣

(6)Prince-Henry 评分法　主要适用于胸腹部大手术后或气管切开插管不能说话的患者，需要在术前训练患者用手势来表达疼痛程度。此法简单、可靠，临床使用方便。可分为 5 个等级，分别赋予 0～4 分的分值以评估疼痛程度：

0 分　咳嗽时无疼痛。

1 分　咳嗽时有疼痛发生。

2 分　安静时无疼痛，但深呼吸时有疼痛发生。

3 分　静息状态时即有疼痛，但较轻微，可忍受。

4 分　静息状态时即有剧烈疼痛，并难以忍受。

【主要护理诊断】

1. 焦虑　与缺乏疼痛处理知识有关。

2. 疲乏　与疼痛影响休息有关。

3. 躯体移动障碍　与四肢或脊柱疼痛有关。

4. 部分自理功能缺陷　与疼痛引起的四肢或脊柱活动受限有关。

【护理目标】

1. 患者的疼痛得到及时而正确的处理。

2. 疼痛减轻或消失，逐步恢复正常生活和活动能力。

【护理措施】

(一)减少或消除引起疼痛的原因

首先应设法减少或消除引起疼痛的原因，避免引起疼痛的诱因。如外伤所致的疼痛，应酌情给予止血、包扎、固定、处理伤口等措施；胸腹部手术后，患者会因咳嗽或呼吸引起伤口疼痛，术前应对其进行健康教育，指导术后深呼吸和有效咳嗽方法。

(二)非药物治疗的护理

1. 物理止痛　可以采用冷、热疗法，如冰袋、冷湿敷或热湿敷、温水浴、热水袋等。此外，理疗、按摩、推拿也是临床常用的物理止痛方法。一般情况下，高热、有出血倾向疾病的患者和结核患者应禁用物理镇痛；恶性肿瘤患者常规的物理治疗也应慎用；妊娠和月经期下腹部要避免物理镇痛；空腹、过度劳累和餐后 30min 内，也不适宜用强力的物理镇痛。

2. 针灸止痛　根据疼痛的部位，针灸相应的穴位，使人体经脉疏通、气血调和，以达到止痛的目的。

3. 经皮神经电刺激疗法　是指经皮肤将特定的低频脉冲电流输入人体，利用其所产生的无损伤性镇痛作用，来治疗疼痛为主的疾病。主要用于治疗各种头痛、颈椎病、肩周炎、神经痛、腰腿痛等病症。

(三)药物止痛的护理

药物治疗是治疗疼痛最基本、最常用的方法。护士应掌握相关的药理知识，了解患者的身体状况和有关疼痛治疗的情况，正确使用镇痛药物。在用药过程中，护士应注意病情观察，把握好用药时机，正确用药。用药后评估并记录使用镇痛药的效果及其不良反应。对药物的不良反应，要积极处理，以免患者因不适而拒绝用药。

对于癌性疼痛的药物使用，目前临床上普遍采用 WHO 所推荐的三阶梯镇痛疗法，其目的是逐渐升级，合理使用镇痛剂来缓解疼痛。

1. 三阶梯镇痛疗法的内容　①第一阶梯：使用非鸦片类镇痛药物，主要适用于轻度疼痛的患者。常用的非阿片类镇痛药物有阿司匹林、对乙酰氨基酚、布洛芬、吲哚美辛、萘普生等，酌情加用辅助药。② 第二阶梯：选用弱阿片类镇痛药，主要适用于中度疼痛的患者。常用弱阿片类镇痛药物有可待因、右旋丙氧酚、氧可酮、曲马朵等，加非阿片类镇痛药物，酌情加用辅助药。③第三阶梯：选用强阿片类镇痛药物，主要用于重度和剧烈癌痛的患者。常用强阿片类镇痛药物有吗啡、美沙酮、氢吗啡酮等，加非阿片类镇痛药物，酌情加用辅助药。

2. 三阶梯镇痛疗法的基本原则 ①口服给药：其特点是方便，能应付各种多发性疼痛，镇痛效果满意，不良反应小，可以减少医源性感染，可将耐受性和依赖性减到最低限度。②按时给药：按照规定的间隔时间给药，下一次剂量应在前次给药效果消失之前给予，以维持有效的血药浓度，保证疼痛连续缓解。③按阶梯给药：选用药物应由弱到强，逐渐升级，最大限度地减少药物依赖的发生。④个体化给药：应根据具体患者和疗效给药。⑤密切观察及宣教：对用镇痛药患者要注意密切观察其反应，要将药物的正确使用方法、可能出现的不良反应告诉患者，其目的是使患者获得最佳疗效并减轻不良反应。

3. 使用止痛药物注意事项 ①使用前要了解止痛药物的药理作用、给药途径、使用剂量、不良反应和禁忌证。②患者病情未明确诊断之前，不能随意使用止痛药，以免掩盖或延误病情。③术后疼痛应在疼痛发作前给药，开始给足剂量，以后改为维持量。必要时几种止痛药物可以联合用药。④如果非麻醉性药物能够达到止痛效果，就不使用麻醉性药物。⑤注意观察患者的用药反应，根据个人情况调整用药剂量，注意药物的不良反应。⑥给药后半小时应评估和记录止痛效果。对止痛无效者应调整止痛方案。

(四)恰当地运用心理护理方法

紧张、忧郁、焦虑、恐怖或对康复失去信心等，均可加重疼痛的程度，而疼痛的加剧反过来又会影响情绪，形成不良循环。患者情绪稳定、心境良好、精神放松，可以增强对疼痛的耐受性。护士应以同情、安慰和鼓励的态度支持患者，与患者建立相互信赖的友好关系。还可以采用参加活动、音乐疗法、有节律地按摩、深呼吸、指导想象等方法转移患者对疼痛的注意力和放松，以减少其对疼痛的感受强度。

(五)提供社会心理支持

对疼痛患者，提供社会心理支持十分重要，尤其是对癌痛患者。护士应：①告知患者及家属，对疼痛有情绪反应是正常的，而且这将作为疼痛评估和治疗的一部分；②对患者及家属提供情感支持，让他们认识到疼痛是一个需要讲出来的问题；③告知患者及家属总会有可行的方法来充分控制疼痛和其他令人烦恼的症状；④必要时帮助患者获得治疗并提供相关信息，教会患者应对技巧以缓解疼痛，增强个人控制能力。

(六)健康教育

根据患者实际情况，选择相应的健康教育内容。一般应包括：说明疼痛的定义、疼痛能被缓解、疼痛对身心的损害作用；解释疼痛的原因和诱因；教导使用评估疼痛工具、交流疼痛情况、与医生和护士谈疼痛的情况、用预防方法控制疼痛、减轻或解除疼痛的各种技巧等。

【护理评价】

1. 患者焦虑是否减轻，情绪是否稳定。
2. 患者疼痛是否减轻或消失。
3. 患者是否学会了放松、转移注意力等的方法。

知识链接

患者自控镇痛(PCA)技术及护理

产生临床镇痛作用的最小镇痛药物浓度称为最低有效浓度(minimal effective analgesia concentration，MEAC)。当阿片类药物浓度大于MEAC,可产生有效的镇痛作用,小于MEAC时则相反,患者会感觉疼痛。传统的单次或间断给药法,存在镇痛不灵活、不及时、血药浓度波动大等缺点。最理想的镇痛方法是患者自控镇痛(patient controlled analgesia，PCA),是一种经医护人员根据患者疼痛程度和身体情况,预先设置镇痛药物的剂量,患者可自行给药进行镇痛,是由患者“自我管理”的一种疼痛处理技术。标准PCA是患者感觉疼痛时按压启动键,通过由计算机控制的微量泵向体内注射设定剂量的药物。PCA的特点是在医生设置的范围内,患者自己按需调控注射止痛药的时机和剂量,达到不同患者、不同时刻、不同疼痛强度下的镇痛要求。在遵循“按需止痛”原则的前提下,PCA可有效地减少不同患者个体之间药代动力学和药效动力学的波动,防止药物过量;减少医务人员操作;减轻患者心理负担,在疼痛药理、疼痛心理学等方面有一定的优越性。

应用PCA泵患者的护理如下:

1.医护人员应当掌握各种PCA泵的工作原理、参数设置、使用方法及常见故障处理。

2.患者带PCA返回病房时,病房护士应与麻醉医生详细交接班,确定PCA的给药途径、用药方案等。

3.确保PCA泵给药装置正常运行,防止PCA泵的脱落。对于硬膜外泵镇痛者,应妥善固定硬膜外导管,让患者保持正确的卧姿,防止导管受压、折断、打结而导致导管不通畅。

4.实施PCA前,应向患者及家属详细介绍PCA泵的作用原理、使用方法以及可能出现的不良反应,征得患者本人及家属的同意方可使用。告知患者及其家属除非患者确实需要帮助,一般情况下应尽量让患者自己按压自控键以追加给药。

5.评估患者疼痛程度及治疗效果,详细记录患者的镇痛方案、用药剂量以及镇痛效果,出现镇痛不全或过度镇静时,应及时向医师汇报处理。

6.严密观察并记录患者的生命体征变化,加强对患者血压、脉搏、呼吸、心率等参数的监测,特别是危重患者及老年患者。

(陈　群　韩慧慧　李　顺)

练习与思考

(一)单项选择题

A1 型题

1.吗啡常注射给药的原因是　　(　　)

A. 片剂不稳定　　B. 口服不吸收　　C. 口服刺激大
D. 易被肠道破坏　　E. 首关消除明显，生物利用度低

2. 吗啡不会产生　　(　　)
A. 呼吸抑制　　B. 止咳作用　　C. 直立性低血压
D. 腹泻、稀便症状　　E. 支气管收缩

3. 慢性钝痛不宜用吗啡的主要理由是　　(　　)
A. 对钝痛效果差　　B. 治疗量即呼吸抑制　　C. 可致便秘
D. 易成瘾　　E. 易引起直立性低血压

4. 吗啡与哌替啶比较，以下叙述错误的是　　(　　)
A. 吗啡的镇痛作用较哌替啶强
B. 等效量时，吗啡的呼吸抑制作用与哌替啶相似
C. 两药对平滑肌张力的影响基本相似
D. 分娩止痛可用哌替啶而不能用吗啡
E. 吗啡的成瘾性比哌替啶强

5. 哌替啶的特点是　　(　　)
A. 镇痛作用比吗啡强
B. 成瘾性比吗啡小
C. 作用持续时间较吗啡长
D. 等效镇痛剂量抑制呼吸作用弱
E. 大剂量也不引起支气管平滑肌收缩

6. 下列哪种情况不宜用哌替啶镇痛　　(　　)
A. 内脏绞痛　　B. 慢性钝痛　　C. 创伤性疼痛
D. 晚期癌症疼痛　　E. 手术后疼痛

7. 呼吸抑制作用最弱的镇痛药　　(　　)
A. 哌替啶　　B. 吗啡　　C. 喷他佐辛
D. 美沙酮　　E. 芬太尼

8. 骨折剧痛应选用的止痛药是　　(　　)
A. 吲哚美辛　　B. 烯丙吗啡　　C. 纳洛酮
D. 哌替啶　　E. 可待因

9. 已列入非麻醉药品管理的镇痛药是　　(　　)
A. 芬太尼　　B. 阿法罗定　　C. 喷他佐辛
D. 哌替啶　　E. 美沙酮

10. 心源性哮喘可选用　　(　　)
A. 肾上腺素　　B. 去甲肾上腺素　　C. 异丙肾上腺素
D. 吗啡　　E. 多巴胺

11. 以下镇痛作用最强的药物是　　(　　)
A. 吗啡　　B. 二氢埃托啡　　C. 美沙酮
D. 芬太尼　　E. 哌替啶

12. 下列哪个是阿片受体拮抗剂　（　　）
A. 二氢埃托啡　B. 哌替啶　C. 吗啡
D. 纳洛酮　E. 曲马朵
13. 可防止脑血栓形成的药物是　（　　）
A. 水杨酸钠　B. 阿司匹林　C. 双氯芬酸
D. 吲哚美辛　E. 布洛芬
14. 布洛芬的主要作用特点是　（　　）
A. 解热镇痛作用强　B. 口服吸收慢　C. 与血浆蛋白结合少
D. 胃肠反应轻，易耐受　E. 血浆半衰期长
15. 阿司匹林禁用于下列哪种病症　（　　）
A. 感冒、发热、头痛　B. 风湿性关节炎　C. 预防血栓形成
D. 类风湿性关节炎　E. 维生素 K 缺乏
16. 小儿退热首选　（　　）
A. 阿司匹林　B. 吲哚美辛　C. 吡罗昔康
D. 萘普生　E. 对乙酰氨基酚
17. 可用于癌性发热的药物是　（　　）
A. 对乙酰氨基酚　B. 吲哚美辛　C. 阿司匹林
D. 布洛芬　E. 萘普生
18. 关于阿司匹林的不良反应，叙述错误的是　（　　）
A. 胃肠道反应最为常见
B. 凝血障碍，术前一周应停用
C. 哮喘、慢性荨麻疹患者不宜用
D. 水钠潴留引起局部水肿
E. 水杨酸反应是中毒反应
19. 不用于治疗风湿性关节炎的药物是　（　　）
A. 阿司匹林　B. 对乙酰氨基酚　C. 保泰松
D. 吲哚美辛　E. 布洛芬
20. 胃溃疡患者因感冒发烧引起的头痛首选　（　　）
A. 阿司匹林　B. 布洛芬　C. 对乙酰氨基酚
D. 吲哚美辛　E. 保泰松
21. 疼痛是一种与组织损伤或潜在组织损伤相关的　（　　）
A. 主观感觉　B. 客观感觉　C. 自我感觉
D. 不良感觉　E. 良好感觉
22. 纳入人类第五大生命体征的是　（　　）
A. 呼吸　B. 脉搏　C. 疼痛
D. 血压　E. 体温
23. 对疼痛进行评估下面哪一项正确　（　　）
A. 相信患者，患者说痛就是痛

B. 根据经验总体评价患者

C. 只相信患者主诉便给药物治疗

D. 无须动态评估患者

E. 患者说痛不一定就是痛

24. 以下对疼痛的描述哪个正确 (　　)

A. 疼痛是患者的客观感受,缺少客观体征

B. 疼痛不受精神和心理因素影响

C. 用药期间的疼痛程度评估有助于及时调整止痛药物的剂量

D. 用药期间无须评估疼痛程度

E. 护士应以自我观点对疼痛患者进行个体化的评估

25. 疼痛的给药原则是 (　　)

A. 患者要求便给药　　B. 疼痛发作时给药

C. 只要有疼痛便给药　　D. 首先选用最强止痛药

E. 按药效的强弱依阶梯顺序使用、使用口服、按时给药、联合给药、用药剂量个体化

26. 三阶梯用药说法正确的是 (　　)

A. 重度和剧烈疼痛的患者,选用弱阿片类药物

B. 中度疼痛的患者,选用弱阿片类药物

C. 轻度疼痛的患者用阿片类药物

D. 中度疼痛的患者使用解热镇痛类和抗炎类药

E. 重度疼痛的患者使用解热镇痛类和抗炎类药

27. 疼痛用药过程的病情观察重点有哪些 (　　)

A. 患者的心理需要

B. 患者意识、神志、生命体征、睡眠、大小便皮肤、肢体活动是否出现无力现象

C. 患者的精神需要　　D. 患者安全的需要

E. 患者的生理需要

28. 以下哪个不是非阿片类镇痛药物 (　　)

A. 阿司匹林　　B. 对乙酰氨基酚　　C. 布洛芬

D. 吲哚美辛　　E. 氧可酮

29. 在疼痛治疗过程中以下安全护理哪些正确 (　　)

A. 服用口服药护士发给患者即可

B. 即使疼痛不缓解也不用继续用药

C. 间歇性疼痛发作时告知患者要忍耐

D. 告知患者和家属正确评估疼痛的重要性

E. 告知患者和家属一旦有疼痛就可以自行服药

30. 癌痛止痛治疗期间的注意事项以下哪一项不正确 (　　)

A. 在医生指导下调整剂量

B. 按医嘱用药及停药

C. 止痛治疗用药有较大的个体差异,勿将药物转给他人服用

D. 当疼痛发作时自己根据情况适度加药
E. 止痛过程中要动态评估疼痛程度

31. VAS 是以下哪种　（　）
A. 视觉模拟法　B. 数字分级法　C. Wong-Baker
D. 文字描述评定法　E. 面部表情测量图

32. 面部表情量表适用于　（　）
A. 成人　B. 老人　C. 文盲
D. 7 岁以下儿童或认知障碍的成年人　E. 婴幼儿

33. 癌痛三级止痛阶梯治疗轻度疼痛的患者主要选用　（　）
A. 强阿片类药物　B. 弱阿片类药物　C. 解热镇痛类的止痛药
D. 吗啡类药物　E. 解痉药

34. 癌痛三级止痛阶梯治疗重度疼痛的患者主要选用　（　）
A. 弱阿片类药物　B. 强阿片类药物　C. 解热镇痛类的止痛药
D. 羟考酮　E. 非阿片类药物

35. 阿片类药物最常见的不良反应是　（　）
A. 恶心、呕吐　B. 便秘　C. 过度镇静
D. 尿潴留　E. 过度兴奋

36. 癌痛治疗方法中最常用的是哪一种　（　）
A. 病因治疗　B. 非药物治　C. 药物镇痛治疗
D. 物理治疗　E. 神经阻滞疗法及神经外科治疗

A2 型题

37. 某一患者，因患水痘发热使用阿司匹林退热，出现呕吐、腹泻、疲倦，继而出现不安、过度亢奋、神志不清等瑞夷综合征症状。该阿司匹林的不良反应最易发生哪一年龄段　（　）
A. 早产儿　B. 婴幼儿　C. 青少年
D. 成年人　E. 老年人

38. 某一患者，因吸食海洛因成瘾，一旦断药，出现流涕流泪、肌肉疼痛、胃肠痉挛、恶心、呕吐、腹泻、心动过速等戒断症状，痛苦万分，决心接受戒毒治疗。以下哪个是有效的戒毒药物　（　）
A. 纳洛酮　B. 曲马朵　C. 美沙酮
D. 哌替啶　E. 可待因

A3/A4 型题

（39—40 题共用题干）

男，50 岁，曾因阑尾炎手术用镇痛药一段时间，后终止用药，患者出现头痛流涎、烦躁不安、紧张焦虑、肌肉酸痛、面色苍白。查体：血压 60/40mmHg，心率 120 次/min。

39. 该患者出现了哪种药物不良反应　（　）
A. 后遗作用　B. 毒性反应　C. 过敏反应
D. 特异质反应　E. 依赖性

40. 使用的镇痛药可能是以下哪种 （　　）

A. 阿司匹林　　B. 吲哚美辛　　C. 喷他佐辛

D. 曲马朵　　E. 哌替啶

（41—42 题共用题干）

患者，女，60 岁，因患高血压多年，为预防心肌梗死、血栓等方面的病变，每天服用阿司匹林片 200mg。服用半年以后，发现自己每天晚上刷牙时，牙龈都会出血，同时伴有鼻腔出血。

41. 该患者出血原因与下列哪项无关 （　　）

A. 与阿司匹林的解热作用有关

B. 与阿司匹林用药时间过长有关

C. 与阿司匹林用药剂量过大有关

D. 与阿司匹林抑制血小板聚集作用有关

E. 与阿司匹林的抑制血栓素 A2 生成有关

42. 阿司匹林在抗凝使用过程中的注意事项以下哪项除外 （　　）

A. 定期进行血凝功能检查

B. 血小板减少患者和凝血功能不佳者，需忌服阿司匹林

C. 选择服用肠溶性阿司匹林

D. 胃及十二指肠溃疡患者适用阿司匹林

E. 必要时可服用胃黏膜保护剂

(二)填空题

43. 伴有________、________或________的心源性哮喘患者禁用吗啡。

44. 哌替啶用于胆、肾绞痛时应与 ________________________________合用。

45. 抢救吗啡急性中毒可用________________________________。

46. 吗啡中毒时瞳孔________，哌替啶中毒时瞳孔 ________。

47. 罗通定既有________作用，又具有____作用。

48. 大剂量服用阿司匹林（5g/d 以上）可引起 ________，为加速其排泄，可静脉滴注________。

49. 阿司匹林禁用于________、________。

50. 减轻阿司匹林引起胃肠道不良反应的措施是 ________、________、________、________。

51. 列举下列疼痛的止痛药：胃肠绞痛________，胆绞痛________，大手术后切口疼痛________，牙痛________，痛经________，肝胆疾病引起的钝痛________。

52. 疼痛的原因有________、________、________、________、________。

53. 疼痛的影响因素有 ________、________、________、________、________、________等。

54. 常用的评估疼痛的工具有________、________、________、________、________、________。

55. 适用于 3 岁以上儿童的疼痛的评估工具是________。

56.三阶梯镇痛疗法的基本原则是________、________、________、________、________、________。

(三)名词解释

57.麻醉药品

58.水杨酸反应

59.阿司匹林哮喘

60.瑞夷综合征

61.疼痛

62.患者自控镇痛(PCA)

(四)简答题

63.吗啡为什么可用于治疗心源性哮喘而禁用于支气管哮喘?

64.简述吗啡主要药理作用及应用。

65.吗啡最主要的不良反应是什么?为何禁用于分娩止痛、支气管哮喘和颅内压升高者?

66.简述阿司匹林引起胃肠道反应的机制与防治。

67.比较阿司匹林与氯丙嗪对体温影响的特点。

68.吗啡、阿司匹林的镇痛作用与临床应用有何区别?

69.简述三阶梯镇痛疗法的内容。

70.简述针对疼痛患者的健康教育内容。

71.疼痛发生后采取哪些措施可减轻患者的痛苦?

(五)病例分析题

72.徐某,男性,45岁,因“胃十二指肠溃疡急性穿孔,急性弥漫性腹膜炎”急诊入院,入院后在硬脊膜外麻醉下行“胃大部分切除术”,术后一天,患者精神萎靡,自诉切口疼痛,难以入睡。

请回答:

(1)评估该患者疼痛的测量工具有哪些?

(2)止痛药物使用的原则是什么?

(3)止痛药物使用的注意事项是什么?

实训指导

实训项目一：手术区皮肤准备

皮肤准备是指在手术的相应部位剃除毛发并进行体表清洁的术前准备，是对拟行外科手术的患者在术前进行手术区域的清洁工作，包括皮肤的清洗、体毛的清除，必要时对手术区域的皮肤做碘附擦洗等。目的是有利于手术区域更彻底的消毒以保持手术区在不损伤皮肤完整性的前提下减少皮肤细菌数量，减少外科术后感染的发生率。

【实训目标】

1. 知识目标 掌握皮肤准备的范围、护理措施及注意事项。

2. 能力目标 熟练地完成皮肤准备的护理，能对患者的病情及心理状态进行正确的术前指导和健康教育。

3. 素质目标 有严格的无菌观念，具有高度责任感，能与患者有良好的沟通。

【实训方式】

教师可结合多媒体教学或视频教学，在模拟人身上进行皮肤准备的示教讲解，然后学生回示教、分组练习或模拟情境，最后抽考或小组评价，有条件的教学单位可让学生进行临床见习。

【实训内容与操作要求】

操作流程与内容	要点说明
素质要求： 护士服、鞋帽整洁，举止端庄、语言和蔼、态度亲切	符合护士礼仪规范和无菌操作要求
核对、解释： 医嘱、患者姓名、床号、腕带、术前诊断、手术部位、皮肤准备的范围	1. 说明皮肤准备的目的及必要性 2. 告知皮肤准备的操作方法和护理配合
评估： 1. 病室环境 2. 患者的病情、治疗、意识与配合程度 3. 观察手术区皮肤情况 4. 患者及家属对皮肤准备的知晓程度	1. 嘱咐患者排空大小便 2. 安置正确的体位，消除患者的紧张情绪 3. 皮肤若有损伤、感染等及时通知医生，考虑是否推迟手术日期，若有污垢用湿毛巾擦拭

操作前准备：
1. 操作者：修剪指甲、洗手，戴好口罩，必要时戴手套
2. 环境：安静舒适，做好隐私保护，符合无菌操作要求
3. 用物：治疗盘内盛一次性备皮包（内有一次性剃毛刀）、肥皂水、松节油、橡胶单及治疗巾、纱布、一次性薄膜手套、手电筒、脸盆盛温水、毛巾、消毒棉签、屏风、治疗车等（骨科手术另备软毛刷、2%碘酊、75%乙醇、治疗巾、绷带）
4. 患者：取舒适的体位

→ 1. 操作者做好自我防护
2. 物品放置合理

操作过程：
1. 再次核对、解释
2. 协助患者取舒适卧位，需备皮部位下垫橡胶单和治疗巾，充分暴露备皮区的皮肤
3. 戴一次性薄膜手套，打开备皮包，检查剃毛刀的完整性，将肥皂水均匀擦拭在备皮区域，一手绷紧皮肤，另一手持剃毛刀分区剃净毛发
4. 用纱布擦去剔除的毛发，用手电筒垂直于皮肤照射，仔细检查毛发是否剃尽及有无刮破皮肤
5. 腹部手术备皮用消毒棉签蘸松节油清洁脐孔部污垢，用75%乙醇消毒皮肤
6. 用毛巾浸温水洗净局部皮肤及肥皂水，病情允许时嘱患者沐浴或协助床上擦浴

→ 1. 用屏风遮挡，必要时将患者接至备皮室，注意保暖及照明
2. 剃刀与皮肤表面呈45°，顺着毛发生长方向从上到下依次剃净毛发，注意不要划伤皮肤
3. 若皮肤不慎被剃破，应报告医生，考虑是否推迟手术日期

操作后处理：
1 脱手套，协助患者穿好衣裤，取舒适体位，整理床单位
2. 用物处理：按医院规定处理，一次性用物毁形后集中处理
3. 再次核对患者，宣教，洗手，记录

→ 宣教相关注意事项，进行术前指导

【注意事项】

1. 剃毛易损伤上皮，影响伤口愈合，应以清洁皮肤为备皮重点，对长的毛可以剔去，根据各医院的常规，剔去长毛或汗毛。

2. 态度认真，动作轻柔、规范，要有第三方在场。

3. 剃毛时操作步骤遵循从上到下的顺序，须以锋利剃刀顺着毛发生长方向剃，以免损伤毛囊，绷紧皮肤，剃刀与皮肤表面呈45°，切忌刮破皮肤。

4. 核对左右侧手术，做好术侧名并做标记。

5. 小儿备皮一般不剃毛，仅作清洁处理。

6. 剃毛时间不宜距手术时间太久，注意保暖，尽量少暴露患者，避免让患者频繁变换体位，一般在手术前一日或当日进行。

【附：皮肤准备的范围】

1. 颅脑手术 剃去全部头发和颈项部毛发，除前额手术外，保留眉毛（图1）。

2. 颈部手术 自下唇至乳头连线，两侧到斜方肌前缘（图2）。

3. 乳房手术 自锁骨上窝至脐平，前至健侧锁骨中线，后过腋后线，包括患侧上臂上 1/3 及腋窝部。

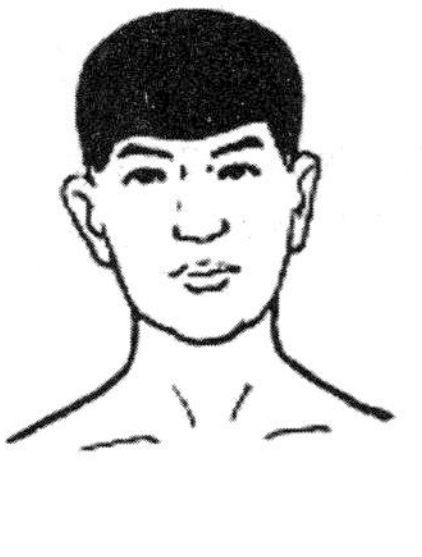

图 1 颅脑手术备皮范围

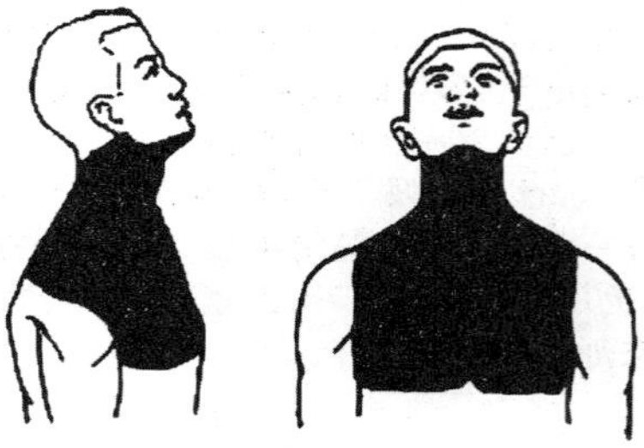

图 2 颈部手术备皮范围

4. 开胸手术 自锁骨上及肩上至脐平，前至对侧锁骨中线，后至对侧肩胛下角，包括患侧上臂上 1/3 及腋窝部(图 3)。

5. 腹部手术 上起乳头连线，下至耻骨联合及会阴部，两侧至腋中线，清洁脐孔。下腹部及腹股沟区手术应包括大腿上 1/3 的皮肤(图 4)。

6. 肾手术 自乳头连线至耻骨联合，前后均过正中线，清洁脐部(图 5)。

7. 腹股沟部及阴囊手术 自脐平至大腿上 1/3，两侧至腋后线，包括外阴部并剃除阴毛(图 6)。

8. 会阴及肛门部手术 自髂前上棘至大腿上 1/3 前、内、后侧，包括会阴部及臀部(图 7)。

9. 四肢手术 以切口为中心，上下超过 20cm 的整段肢体，修剪指(趾)甲(图 8)。

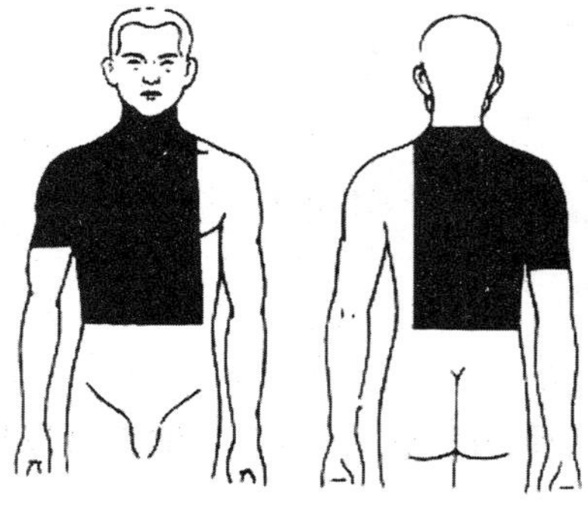

图 3 开胸手术备皮范围

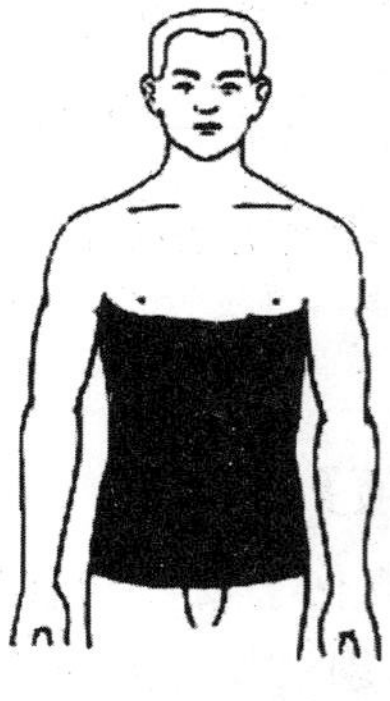

图 4 腹部手术备皮范围

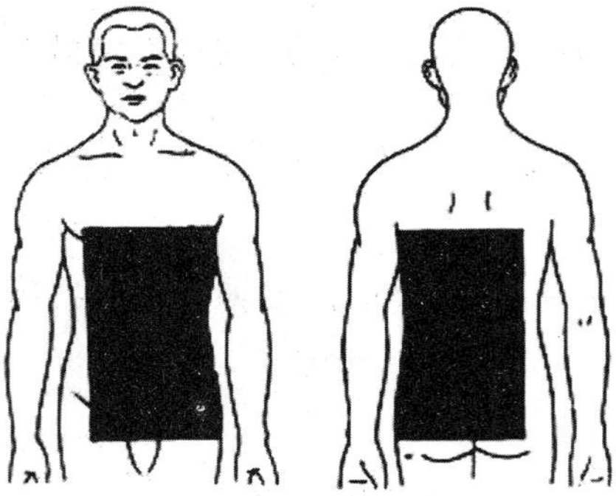

图 5 肾手术备皮范围

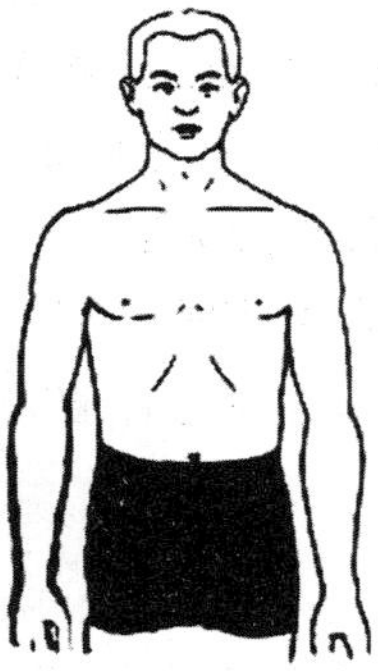

图 6 腹股沟部及阴囊手术备皮范围

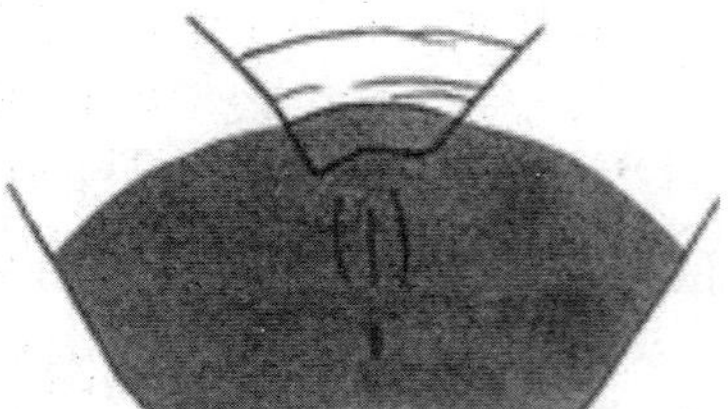

图 7 会阴及肛门部手术备皮范围

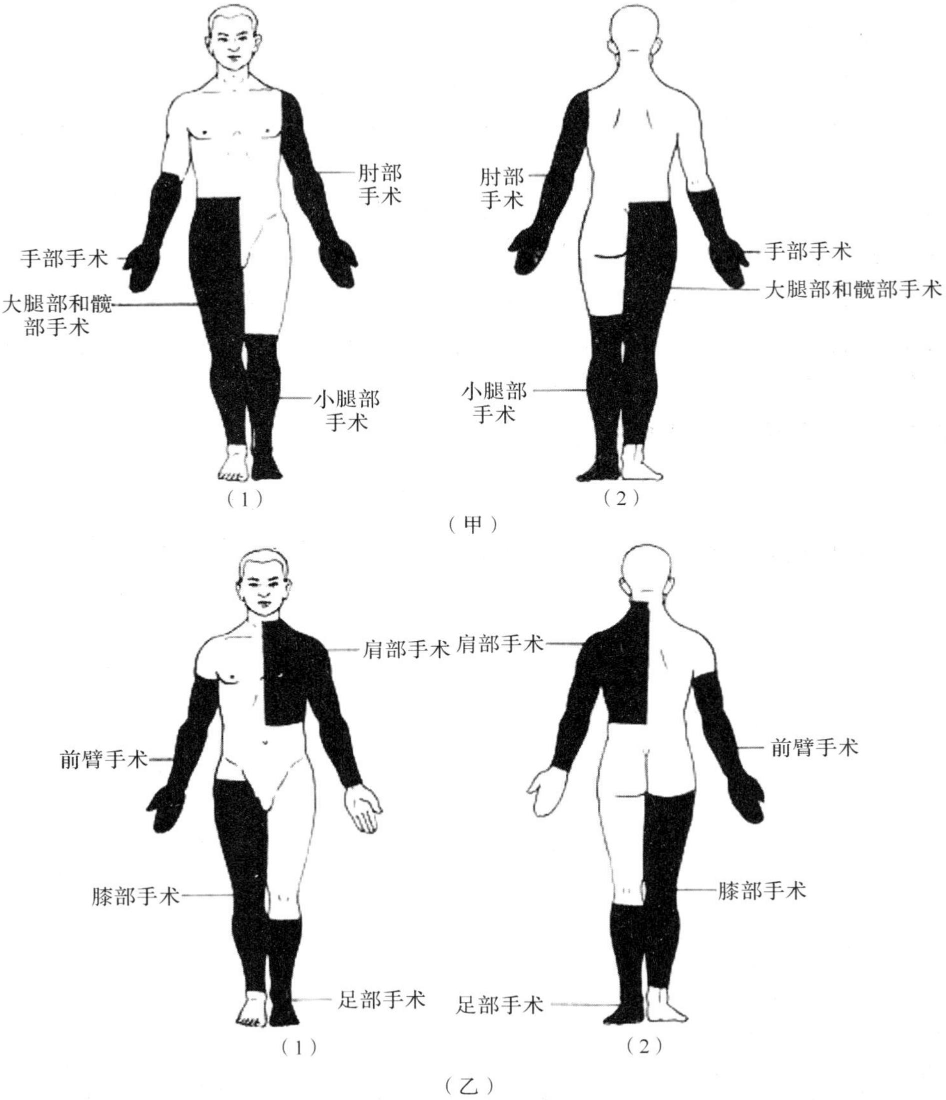

图 8　四肢手术备皮范围

实训项目二：手术人员的无菌准备（外科洗手）

手术人员的无菌准备是避免患者伤口感染，确保手术成功的必要条件之一。手臂皮肤上有暂居和常驻两大类细菌，暂居菌分布于皮肤表面，易被清除；常驻菌则深居毛囊、汗腺及皮脂腺等处，不易清除，且可在手术过程中逐渐移至皮肤表面。外科洗手即通过机械性洗手和化学药毒液消毒两个步骤，来清除手术人员手臂皮肤上的暂居菌和部分常驻菌，维持长时间的抑菌状态，防止术后感染。

【实训目标】

1. 知识目标 掌握外科洗手的目的、操作步骤及注意事项。

2. 能力目标 能正确进行手术室着装，熟练地完成外科洗手，并能准确地判断无菌区域和有菌区域。

3. 素质目标 培养严格的无菌观念，强化无菌技术在手术中的重要性。

【实训方式】

教师可结合视频教学示范洗手各个操作步骤，总结操作要领，让学生分组练习，指导教师巡视、及时纠正错误手法，然后学生回示教，集中评价训练过程中存在的问题。平时开放手术室，在业余时间学生练习，最后进行考核评价。

【实训内容与操作要求】

操作流程与内容	要点说明
素质要求： 态度认真、无菌观念强、体现高度责任心、动作举止端庄稳重	符合护士礼仪规范和无菌操作要求
核对： 医嘱、患者姓名、手术间、手术名称、手术部位等	1. 确保患者信息核对无误 2. 告知患者外科洗手的目的及意义
评估： 患者意识、生命体征、病情、麻醉状况、心理状态、合作程度等	充分评估患者的一般情况，为操作做好准备
操作前准备： 1. 器械护士准备：取下手表、戒指等身上饰物，换穿手术室清洁的鞋和衣裤、内衣不能外露，戴好手术帽及口罩(图 9)，修短指甲，并除去甲缘下积垢 2. 用物准备：指甲剪、无菌毛刷、无菌皂液、碘附消毒液、泡手筒、75%乙醇、外科免刷手消毒液、无菌小毛巾、时钟等 3. 环境：更衣室、洗手室	1. 符合手术人员着装规范 2. 用物准备充分、齐全

操作过程：
1. 肥皂液刷手、75%乙醇浸泡法
(1)用肥皂液将双手、前臂至肘上 10cm 处搓洗一遍
(2)取无菌手刷蘸无菌肥皂液刷手。依次序从手指尖至肘上 10cm 处，先刷指尖，再刷手指各面、指蹼、手掌、手背，同样方法刷另一只手。然后再交替对应刷腕部、前臂至肘上 10cm 处。一遍 3min，反复刷洗三遍，共约 10min(图 10)，流水冲净手臂上肥皂液
(3)取无菌小毛巾擦干双手，再将毛巾斜角对折以环拉方法从前臂至肘上 10cm 擦干手臂(图 11)
(4)用 75%乙醇泡手 5min，浸泡平面达肘上 5～6cm，可用小手巾搓擦皮肤，增加消毒效果
(5)手消毒后，双手应保持拱手姿势，不得下垂，也不能接触未消毒物品，否则须重新消毒
2. 碘附刷手法
(1)用肥皂液将双手、前臂至肘上 10cm 搓洗一遍，用流水冲净
(2)无菌刷蘸 0.5%碘附 5ml 刷手和臂：先刷指尖、手指各面、指蹼、手掌、手背，同样方法刷另一只手。然后再交替对应刷手腕、前臂、肘上 10cm 处，共刷洗 3min，指尖朝上肘向下，用流水冲洗。同法再刷洗一遍，共约 6min
(4)取无菌小毛巾擦干双手和手臂
(5)再取适量 0.5%碘附涂擦双手和前臂，自然晾干，双手不能下垂

→

1. 刷手时动作宜快速和用力，每刷洗 3min 为一遍
2. 刷手和冲洗时保持手的位置正确，手掌的位置应高于肘部，冲洗时使水由手掌流向肘部，防止水逆流污染手部
3. 小毛巾擦拭手臂时需遵循从前臂到上臂下 1/3 的顺序，不得来回擦拭。小毛巾的两面分别用于擦拭两手臂，用过的擦手巾不可再接着使用

↓

3. 免刷式外科洗手法
(1)取适量的洗手液按专业洗手七步法清洗双手、前臂至肘上 10cm，并认真揉搓，用流水冲净(图 12)
(2)取无菌小毛巾擦干双手、前臂至肘上 10cm
(3)取适量的免刷手消毒液于一手掌心，另一手五个手指尖并拢在该手掌心内搓擦。用剩余的消毒液从腕部环形向上涂抹至另一手的肘上 5cm
(4)换手，重复上述步骤
(5)再取适量的免刷手消毒液于一手掌心，掌心相对，手指并拢，掌面相互搓擦；掌心相对，双手交叉沿指缝相互搓擦；手心对手背沿指缝相互搓擦，交换进行；双手指相扣，互搓指背；一手握住另一手大拇指旋转揉搓直至手腕，交换进行
(6)揉搓双手直至手消毒液干燥，双手保持拱手姿势，不得下垂

→

专业洗手七步法
1. 掌心相对，手指并拢相互搓擦
2. 掌心相对，双手交叉沿指缝相互搓擦
3. 手心对手背沿指缝相互搓擦，交换进行
4. 双手指相扣，互搓指背
5. 一手握另一手大拇指旋转搓擦，交换进行
6. 将五个手指尖并拢在另一手掌心旋转搓擦，交换进行
7. 一手旋转揉搓另一手的腕部、前臂，直至上臂下 1/3

↓

操作后处理：
整理用物，物归原处，手刷、擦手巾清洗干净、晾干后置于指定的容器中

【注意事项】

1. 洗手之前先摘除手部饰物，并修剪指甲，长度不超过指尖。
2. 刷手时动作宜快速和用力，特别注意指甲下的污垢及皮肤皱褶处，如指缝、手背、手

掌、腕部及肘部。

3. 刷手和流动水冲洗时手的位置应高于肘部，使水由手部流向肘部，防止水逆流污染手部。

4. 刷手顺序应正确，从指尖到手腕、手腕到肘及肘上 10cm 三个区域的次序依次刷洗，每一区域的左右侧手臂交替进行。

5. 涂抹消毒液时认真揉搓直至消毒液干燥。

6. 消毒后双手呈拱手姿势放于胸前，肘部抬高外展，远离身体，禁止双手下垂。

7. 外科手消毒应遵循先洗手、后消毒，不同患者之间、手套破损或手被污染时，应重新进行外科洗手和外科手消毒。

【操作要领图片】

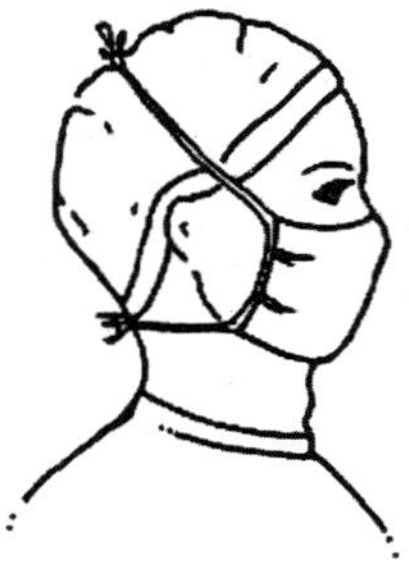

图 9　手术帽和口罩的穿戴

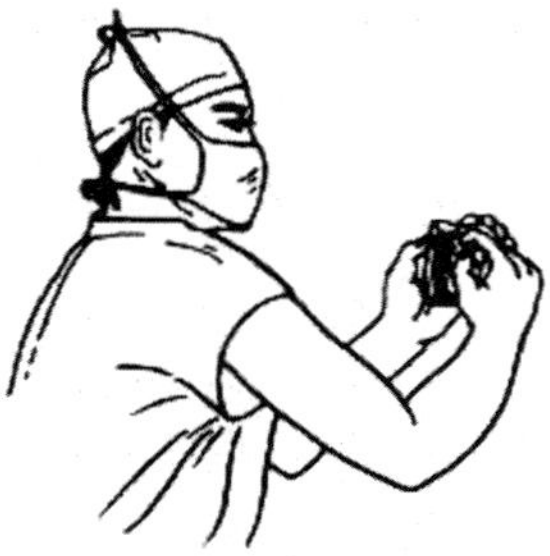

图 10　刷手法

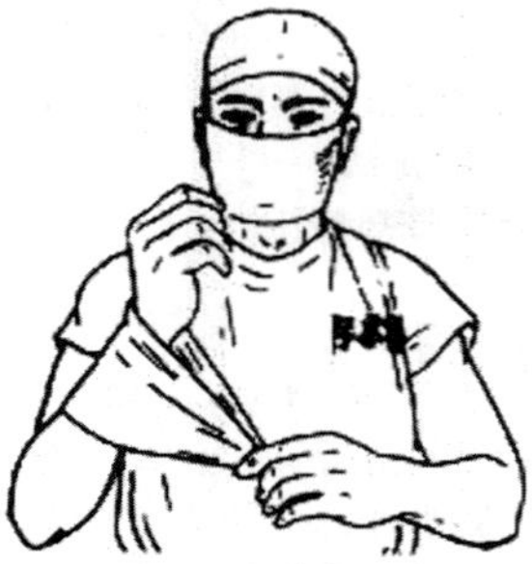

图 11　手臂擦拭法

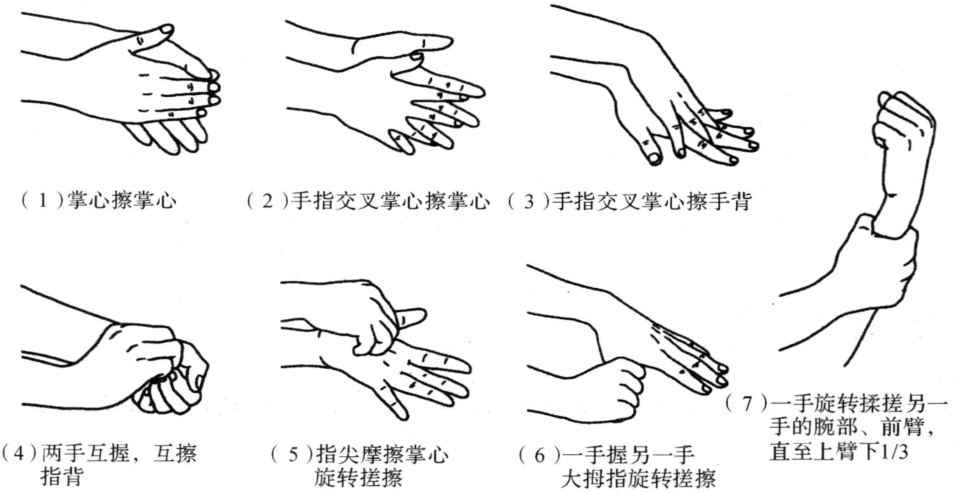
(1)掌心擦掌心
(2)手指交叉掌心擦掌心
(3)手指交叉掌心擦手背
(4)两手互握，互擦指背
(5)指尖摩擦掌心旋转搓擦
(6)一手握另一手大拇指旋转搓擦
(7)一手旋转揉搓另一手的腕部、前臂，直至上臂下1/3

图 12　专业七步洗手法

实训项目三：手术人员的无菌准备（穿无菌手术衣、戴无菌手套）

手术人员的无菌准备是避免患者伤口感染，确保手术成功的必要条件之一。手臂洗刷消毒后，还需穿无菌手术衣，戴无菌手套，防止细菌进入手术切口。穿无菌手术衣、戴无菌手套能阻隔手术人员身上的细菌通过接触污染手术野，从而防止患者术后感染，同时也能防护手术人员不受感染。

【实训目标】

1. 知识目标 掌握穿无菌手术衣、戴无菌手套的目的、操作步骤及注意事项。

2. 能力目标 能正确进行手术室着装，熟练地完成穿无菌手术衣、戴无菌手套，并能准确判断无菌区域和有菌区域。

3. 素质目标 培养严格的无菌观念，强化无菌技术在手术中的重要性。

【实训方式】

教师可结合视频教学示范穿无菌手术衣戴无菌手套各个操作步骤，总结操作要领，让学生分组练习，指导教师巡视、及时纠正错误手法，然后学生回示教，集中评价训练过程中存在的问题。平时开放手术室，在业余时间学生练习，最后进行考核评价。

【实训内容与操作要求】

操作流程与内容	要点说明
素质要求： 态度认真、无菌观念强、体现高度责任心、动作举止端庄稳重	符合护士礼仪规范和无菌操作要求
核对： 医嘱、患者姓名、手术间、手术名称、手术部位等	1. 确保患者信息核对无误 2. 告知患者穿无菌手术衣、戴无菌手套的目的及意义
评估： 患者意识、生命体征、病情、麻醉状况、心理状态、合作程度等	充分评估患者的一般情况，为操作做好准备
操作前准备： 1. 手术人员准备：器械护士穿洗手衣裤、戴口罩帽子，完成外科洗手与手消毒；巡回护士衣帽鞋穿戴整齐、戴口罩帽子 2. 用物准备：无菌器械台、无菌手术衣、无菌手套、无菌生理盐水 3. 环境：手术间	1. 符合手术人员着装规范 2. 用物准备充分、齐全

操作过程：
1. 穿无菌手术衣(图 3-1)
(1)自无菌器械台上拿取无菌手术衣，认清衣服的上下和正反面，双手提衣领，手术衣内面朝自己，轻轻抖开
(2)将手术衣轻轻抛起，双手顺势插入袖中，手向前平伸

→ 1. 穿衣时，选择较宽敞处站立，四周必须有足够的空间，穿衣者面向无菌区
2. 穿衣时双手臂不可高举过肩，也不可左右侧撒开，以免触碰污染
3. 手术衣外面勿接触任何有菌物品(包括未戴手套的手)

↓

(3)巡回护士在其背后，从肩部上方手术衣内面轻拉衣袖，交叉系领口带及后方腰带
(4)器械护士戴无菌手套后，解开前襟的腰带交由巡回护士用无菌持物钳接取，穿衣者原地转一圈后，接无菌腰带自行系于腰间
2. 戴无菌手套法(图 3-2)
(1)传统法　从手套袋中取出手套，持手套的翻折部(手套内面)使两只手套掌面对合，套入左手，然后用已戴好手套的左手手指伸入右手套翻折部下面，再套入右手。戴好手套，将手套翻折部包住手术衣的袖口，用无菌生理盐水冲洗手套外面的滑石粉
(2)无接触法　隔着衣袖右手取左手的无菌手套，扣于左手袖口上。左手隔着衣袖扣住手套的侧翻折边，右手隔着衣袖，将另一侧翻折边翻套于袖口上，左手伸入手套内。再用已戴好手套的左手，同法戴右手手套。用无菌生理盐水冲洗手套外面的滑石粉

→ 1. 传统法戴无菌手套，需注意未戴手套的手不能接触手套的外面，已戴手套的手不能接触手套的内面及未戴手套的手臂和非无菌物品
2. 无接触法戴手套，需注意穿无菌手术衣后，手不出袖口，隔着衣袖摆放手套时让手套的手指向上，并与各手指相对
3. 戴好手套后发现手套破损或触及有菌物品，应立即更换

↓

操作后处理：
1. 接台手术脱手术衣与手套方法：先将手术衣自背部向前反折脱去，使手套的腕部随之翻转于手上，然后用右手扯下左手手套，最后左手指在右手掌部推下右手手套。脱手套时应注意保护清洁的手不与手套外面接触污染。以流水冲去手上的滑石粉，用无菌毛巾揩干后，用 75%乙醇泡手 5min 或用外科手消毒剂进行手消毒
2. 整理用物，手套腕部部分翻折后放回，手术衣折叠整齐打包

→ 1. 脱手术衣时应注意双手及手臂不被手术衣外面所污染
2. 脱手套时应注意保护清洁的手不与手套外面接触污染
3. 若前台为污染手术或手套破损，则接台手术前应重新洗手

【注意事项】

1. 穿衣时，四周必须有足够的空间，穿衣者面向无菌区。手术衣的外面不得接触任何有菌物品，若不慎接触污染应立即更换。巡回护士协助穿手术衣时，双手不得接触手术衣的外面。

2. 手术衣无菌范围：两袖及腰以上、肩以下，两侧至腋前线以内的区域。

3. 穿手术衣后应面向无菌台，未戴手套的手应置于胸前，勿接触手术衣。

4. 传统法戴无菌手套时注意未戴手套的手不能接触手套的外面，已戴手套的手不能接触手套的内面及未戴手套的手和非无菌物品，戴手套后及术中发现手套破损或污染，应立即更换。

5. 术中手术人员交换位置时需要面对面或背靠背换位。

6. 脱手术衣时应注意双手及手臂不被手术衣外面所污染；脱手套时应注意将手套口往下翻转，污染面裹在里面脱下，保护清洁的手不与手套外面接触污染。

实训项目四：铺无菌器械台、配合消毒铺巾、器械台管理

铺设无菌器械台能保护术中无菌区，彻底隔离污染并有利于无菌器械物品管理。配合消毒铺巾、器械台管理能及时、准确为手术提供无菌的器械物品，保障手术顺利进行，为术中严格执行无菌操作规程提供保障，防止术中造成污染。

【实训目标】

1. 知识目标 掌握手术中的无菌技术操作原则、器械台管理要点、手术物品清点时机与方法。

2. 能力目标 能熟练地完成铺设无菌器械台、各种无菌物品及手术器械投入无菌台的方法；能正确协助医生进行手术前皮肤消毒和铺巾；并能判断无菌区域和有菌区域。

3. 素质目标 培养严格的无菌观念，强化无菌技术、慎独工作作风在手术中的重要性。

【实训方式】

教师可结合多媒体教学或视频教学在模拟人身上示范铺无菌器械台、配合消毒铺巾、器械台管理等各个操作步骤，总结操作要领，让学生分组练习或模拟情境，指导教师巡视、及时纠正错误手法，然后回示教，集中评价训练过程中存在的问题，最后抽考或小组评价，有条件的教学单位可让学生进行临床见习。

【实训内容与操作要求】

操作流程与内容	要点说明
素质要求： 态度认真、无菌观念强、体现高度责任心、动作迅速主动、准确无误	符合护士礼仪规范和无菌操作要求
↓ 核对： 医嘱、患者姓名、手术间、手术名称、手术部位等	1. 确保患者信息核对无误 2. 告知患者铺无菌器械台的目的及意义
↓ 评估： 患者意识、生命体征、病情、麻醉状况、心理状态、合作程度等	充分评估患者的一般情况，为操作做好准备
↓ 操作前准备： 1. 器械护士准备：穿洗手衣裤、戴口罩帽子，衣帽鞋整洁，规范洗手 2. 用物准备：器械台、器械桌、手术台、无菌手术包、无菌器械包、无菌敷料包、无菌卵圆钳 3. 环境：手术间	1. 符合手术人员着装规范 2. 用物准备充分、齐全

操作过程：
1. 铺无菌器械台
(1)外科洗手前器械护士把无菌手术包放于器械台上，检查灭菌日期、灭菌效果后先用手打开外层包布，使之覆盖整个器械台，暴露内层包布
(2)用无菌卵圆钳打开无菌手术包内层包布，并按序打开：左侧一右侧一对侧一近侧，检查包内高压灭菌指示卡并取出，放回卵圆钳
(3)用同法打开所需无菌器械包、无菌敷料包的外层包布，抓住外层包布四角，将无菌包轻轻抛入无菌台稳妥位置内，然后用两把无菌卵圆钳展开表面的无菌盖单，覆盖无菌桌
(4)器械护士经外科洗手后由巡回护士掀去无菌盖单，器械护士穿好无菌手术衣、戴好无菌手套后整理器械台，并与巡回护士共同清点手术器械、敷料等物品，同时配合套双层无菌桌套于器械桌上，并协助手术医生消毒铺巾
2. 配合消毒铺巾、器械台管理(以腹部手术为例：需手术巾 4 块，无菌手术薄膜 1 块或布巾钳 4 把，中单 2 条，剖腹单 1 条)。其铺巾步骤如下：
(1)递卵圆钳和内置消毒棉球的消毒碗于医生手中
(2)皮肤消毒后，器械护士传递 1，2，3 块手术巾，1/4 折边对向医生，依次铺盖切口的下方一对侧一上方。第四块手术巾折边对向自己，铺盖切口的近侧，擦干手术野皮肤，用无菌手术薄膜粘贴固定(或用 4 把布巾钳固定)
(3) 在切口的上方、下方各加盖一条中单，向上外翻遮盖上身和麻醉架，向下展开下垂于手术台边缘下 30cm 以上。待手术医生穿好无菌手术衣，戴好无菌手套后，铺剖腹单，其开口对准切口部位，向上外翻遮盖上身和麻醉架，向下展开下垂于手术台边缘下 30cm 以上
(4)手术开始后器械护士传递术中所需器械和物品、穿针线，并及时收回、擦净，摆放整齐，术中严格遵守无菌操作规则

→

1. 铺巾时器械护士已戴手套的手不可与未戴手套的医生手接触
2. 铺巾时如果操作者已穿手术衣，则应先铺近操作者一侧，再按顺序依次铺巾
3. 传递中单、剖腹单时将敷料的一端交于医生，另一端自己拿住，配合医生铺巾，以拇指和食指捏住布单角，将手包卷入内侧保护后水平展开
4. 所有器械传递时都应面对面进行，并器械弯头朝上将器械柄递与医生手中确定，传递时做到稳、准、轻、快

↓

操作后处理：
(1)关体腔前再次与巡回护士共同清点手术器械、敷料、逢针、小纱布等物品与术前无误，杜绝物品遗留在患者体内
(2)手术后清洗、擦干手术器械
(3)重新打包无菌手术包、器械包、敷料包等，将用物整理妥当

→

认真执行手术物品清点的四个时机，即手术开始前、体腔关闭前、体腔关闭后、皮肤完全缝合后。术中若有器械物品添加，需一一清点计数，避免清点不对数造成异物遗留体腔

【注意事项】

1. 明确区分有菌区与无菌区，凡无菌物品一经接触有菌物品后即为污染，不得再作为无菌物品使用。

2. 穿无菌手术衣、戴无菌手套者无菌区的范围为双上肢、肩水平以下、腰水平以上的前胸和腹部；器械台面和手术台面以下为有菌区，凡器械脱落至台面以下，即使未曾着地亦不可再用，缝线自台面垂下部分，亦作已污染处理。

3. 传递器械物品应面对面进行，不得绕过手术人员背后等有菌区进行；坠落于台面以下的手术用品，暂不拿出手术间，待手术结束前核对无误后方可拿走；术中若有器械物品添加，

需一一计数，以免清点不对数造成异物遗留体腔。

4. 保持台面干燥、整洁，器械安放有条不紊。铺无菌巾时，器械台与手术切口周围应保持 4 层以上的铺巾层数。手术布单潮湿应随时加盖干无菌巾；手术衣前臂或肘部不慎污染或湿透应立即加戴无菌袖套或更换手术衣。将最常用的器械放在紧靠手术台的升降器械托盘上，以便随取随用。对用过的器械必须及时收回，揩净，安放在一定的位置，排列整齐。

实训项目五：常用的手术体位安置

任何手术的成功都需要一个显露清晰的手术视野，以适合手术者操作。清晰显露手术视野不仅取决于麻醉效果还取决于正确合适的手术体位。手术体位包括患者的姿势、体位垫的使用、手术床的操作三个部分。不同的手术常需要不同的手术体位，同一手术体位又适用于多种手术。手术体位安置既要达到充分暴露手术视野，使手术顺利进行又要最大限度地使患者安全舒适，预防并发症的发生。常见的手术体位包括仰卧位、俯卧位、侧卧位、膀胱截石位、坐位等。

【实训目标】

1. 知识目标 掌握手术体位的安置原则、熟悉手术体位安置的注意事项及并发症的预防。

2. 能力目标 能正确进行术前评估与风险防范，熟练能完成常见手术体位的安置。

3. 素质目标 严格执行手术体位安置的操作规范，培养严谨、细致的工作作风，具有高度责任感，能与患者有良好的沟通，与手术医生、麻醉师有良好的配合。

【实训方式】

教师可结合多媒体教学或视频教学在学生模拟手术患者的角色扮演中示范各种手术体位的摆放方法，介绍手术床的各项功能、操作方法、注意事项，让学生分组练习或情景模拟，指导教师巡视、及时纠正错误手法，然后回示教，集中评价训练过程中存在的问题，最后抽考或小组评价，有条件的教学单位可让学生进行临床见习。

【实训内容与操作要求】

操作流程与内容	要点说明
素质要求： 举止端庄、语言和蔼、态度亲切，体现严谨、细致的工作作风，具有高度责任感、动作准确无误	符合护士礼仪规范和操作要求
核对、解释： 医嘱、患者姓名、床号、腕带、手术间、手术名称、手术部位等	1. 确保患者信息核对无误 2. 根据手术部位安置正确合适的手术体位 3. 向患者解释采取该体位姿势的原因，取得患者的配合

评估：
术前认真检查评估患者皮肤等情况；防止坠床、压疮、意外伤害、结膜炎的发生

→ 1. 手术前认真评估患者全身情况，手术中仔细观察，及时处理，及时汇报，及时记录
2. 摆放各种体位前应通知麻醉医师，以保护患者头部及各种管道如气管导管、输液管道等，防止管道脱落、颈椎脱位等意外发生

↓

操作前准备：
1. 护士准备：穿洗手衣裤、戴口罩帽子，衣帽鞋整洁
2. 用物准备：多功能手术床、手术体位架、各种规格的软垫、沙袋、中单、托手架、约束带等
3. 环境：手术间内宽敞的操作空间、手术床插好电源

→ 1. 符合手术人员着装规范
2. 用物准备充分、齐全

↓

操作过程：
1. 仰(平)卧位：
(1)置垫保护：头部垫枕，腰曲、腘窝处放合适的软垫，足跟部视手术时间用软垫或气圈保护
(2)妥善固定：胸腰部横放中单，左、右各半，用中单固定两臂于身体两侧，掌面向下，若一侧手臂有静脉输液，则将该手臂固定于托手架上，腕部、膝关节处约束带固定，防止术中肢体移动影响手术

→ 1. 上臂不可过度外旋、外展(角度小于90°)以防引起神经麻痹
2. 肝、胆、脾、胰手术时，应将腰桥对准胸骨剑突平面，便于暴露手术野

2. 乳房手术平卧位：患者仰卧，患侧靠近床边，患侧肩胛下垫一沙袋，患侧上臂外展置于托手架上，健侧上肢固定于体侧，余同仰卧位
3. 颈仰卧位：患者仰卧，肩下垫一圆枕，与肩平齐，抬高肩部20°，头部后仰，颈部两侧用沙袋固定，颈前充分暴露，双手用中单包裹固定于身体两侧，膝关节以上约束带固定。手术床头调高15°～20°

→ 1. 颈仰卧位头部后仰，头下垫头圈，注意勿使头部悬空，头颈部处于正中伸直位，同时保持呼吸通畅
2. 将手术床头调高15°～20°，有利于头颈部静脉回流，减少创面出血
3. 注意眼睛及骨突处皮肤的保护

4. 胸部手术侧卧位：
(1)置垫保护：患者侧卧90°患侧在上，健侧距腋下5～10cm处垫一软枕，双上肢前伸固定于托手架上。上腿屈髋屈膝70°，下腿自然伸直，两腿间放一软垫。尾骶部与耻骨联合两侧各垫一软垫后用固定器进行固定
(2)妥善固定：腕部、膝关节、骨盆处用约束带固定
5. 肾脏手术侧卧位：基本同胸部手术侧卧位，其不同点是腰桥对准患者的肾区(第11、12肋平面)；腰部垫软枕，手术床头、尾部适当摇低，使腰部抬高；上腿伸直，下腿屈曲90°

→ 1. 根据手术需要安置患者左侧或右侧卧位。头部垫一头圈，注意保护耳朵、眼睛不受压
2. 健侧距腋下5～10cm处垫一软垫，既使手术野暴露明显，又防止手臂、腋神经、血管受压

↓

6. 半侧卧位：患者平卧，在背部、腰、臀部各放一沙袋固定，使上半身向非手术侧转 30°～50°，手术侧在上，手臂屈曲经中单包裹后用绷带固定在托手架上，手术侧臀部与膝下垫软垫，约束带固定臀部和膝部
7. 俯卧位：患者俯卧，头偏向一侧，两上肢向前屈曲，置于头部两侧并固定，胸腹部用模块式俯卧位垫支撑，两小腿下垫大小合适的软垫，使双髋双膝关节屈曲 20°，腘窝处用约束带固定
8. 膀胱截石位：患者仰卧，臀部下缘与手术床下 1/3 交接处的可折部对齐；更换袜套，两腿分放在两侧搁脚架上，两大腿外展夹角 60°～90°，腘窝部垫软垫，外用扎脚带固定；手术台的腿板放下
9. 半坐卧位：手术床头端摇高 75°，床尾摇低 45°，两腿半屈，头与躯干依靠在摇高的手术床上，整个手术床后仰 15°，两手用中单固定于体侧

→ 1. 俯卧位翻身时动作协调一致，使患者头颈胸腰部始终保持在一条直线上
2. 保持胸腹部悬空、横膈及腹肌正常活动，以免影响呼吸及压迫下腔静脉致回流不畅而引起低血压
3. 男性患者注意悬空会阴部，避免压迫阴囊

→ 1. 膀胱截石位要保持双下肢关节处于功能位
2. 两大腿外展夹角 60°～90°，防止过度外展拉伤内收肌

↓

操作后处理：
1. 体位安置完成后再次确认手术体位安置是否正确合适；患者身体与床面是否呈点状接触
2. 手术结束应检查评估皮肤情况
3. 发生体位并发症时应在手术护理记录单上及时记录
4. 清洁整理用物，物归原处

→ 1. 在体位安置的过程中需要防止局部皮肤受压致压疮的发生
2. 巡回护士护送患者回病房时与病房护士仔细床旁交接，以便患者的护理得到延续
3. 若有体位并发症发生时，应写明原因、症状、处理措施，并由巡回护士、医师签名确认

【注意事项】

1. 手术患者的体位安置由手术医师、麻醉医师、巡回护士共同完成，国外有的医院由专职体位技师来完成。

2. 保证患者安全舒适，骨隆突处衬软垫，以防压伤；在摩擦较大的部位衬以海绵垫、油纱或防压疮垫，以减小剪切力。

3. 充分暴露手术野并保持手术体位固定，防止术中移位影响手术，便于医师操作，从而减少损伤和缩短手术时间。

4. 维持正常的呼吸功能，俯卧位时胸腹部避免受压，确保呼吸通畅。

5. 维持正常的循环功能，安置手术体位时应保持静脉血液回流良好，避免外周血液回流受阻，肢体固定时要加垫，不可过紧，并注意观察肢体末梢血液循环情况。

6. 不压迫患者外周神经，上肢不外展超过 90°，以免损伤臂丛神经；截石位时保护下肢腓总神经，防止受压；俯卧位时小腿垫高，使足尖自然下垂。

7. 防止发生体位并发症，在安置体位时，告知麻醉医生做好相应准备，移位时应动作协调、用力一致，防止发生直立性低血压或血压骤然升高以及颈椎脱位等严重意外。

实训项目六：外科常用手术器械辨识及正确使用

任何手术操作，不论大小、复杂或简单，均离不开其工具手术器械，其更新与发展对手术质量和速度的提高起了很大作用，但最常用的还是手术刀、剪、镊、钳、拉钩等，它是一切手术器械的基础。根据其结构特点不同而分为许多种类型和型号。只有掌握了各种手术器械的结构特点和基本性能，才能正确、灵活地使用，才能达到手术“稳、准、快、细”的基本要求。

【实训目标】

1. 知识目标 熟悉常用手术器械、敷料、缝针、缝线、引流物的名称、性能用途。

2. 能力目标 能完成常用手术器械的正确传递、装卸刀片和穿针引线的方法。

3. 素质目标 正确执行手术器械、敷料、缝针的传递规范，培养严谨、细致的工作作风。

【实训方式】

教师可结合多媒体教学或视频教学集中讲解实验内容、示教并总结操作要领。学生分组练习操作，教师巡视指导。指定同学辨认手术器械、敷料、缝针并演示其使用及传递方法，及时纠正错误手法，有条件的教学单位可让学生进行临床见习。

【实训内容与操作要求】

操作流程与内容	要点说明
素质要求： 态度认真、举止端庄、体现严谨、细致的工作作风、动作准确无误	符合护士礼仪规范和操作要求
操作前准备： 1.护士准备：护士服、鞋帽整洁 2.用物准备：手术刀、手术剪、手术镊、止血钳、持针器、布巾钳、组织钳、卵圆钳、拉钩、缝针、缝线、敷料、引流物等，将器械分门别类排列整齐 3.环境：理实一体教室宽敞的操作空间	1.着装规范 2.用物准备充分、齐全
操作过程： 1.正确识别各种常用手术器械、敷料、缝针、缝线、引流物的名称 2.掌握其基本性能、操作手法	详细介绍并鉴别各类手术器械、缝针、敷料、引流物的结构特点、性能用途、正确的传递及使用手法
操作后处理： 将所有器械、敷料、引流物、缝针等分门别类摆放整齐	

【附:器械识别图片】

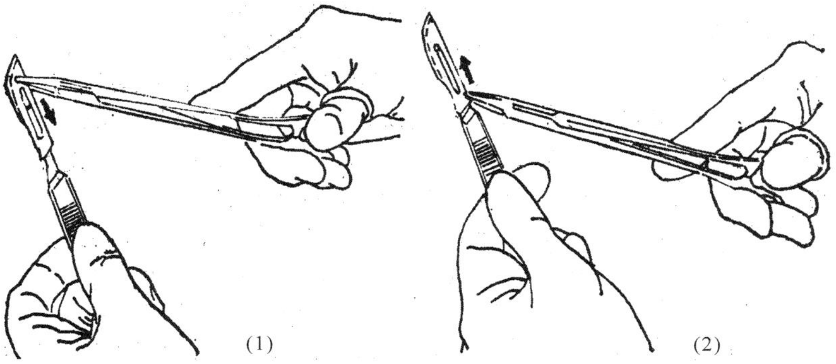

图 13　手术刀的装卸法

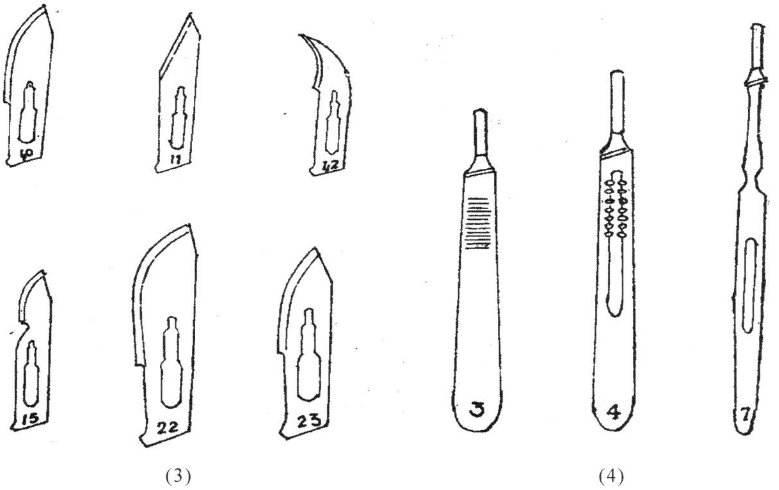

图 14　各种手术刀片及手术刀柄

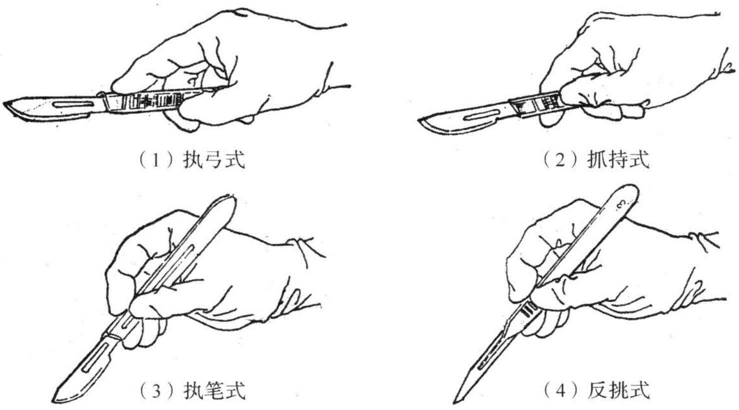

图 15　正确的执刀方式

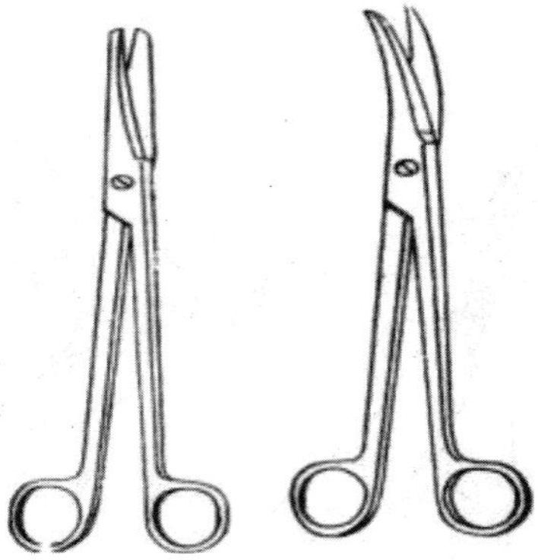

图 16　组织剪

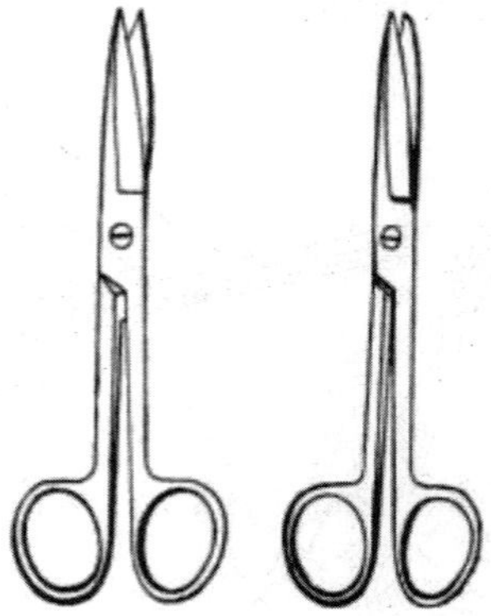

图 17　线剪

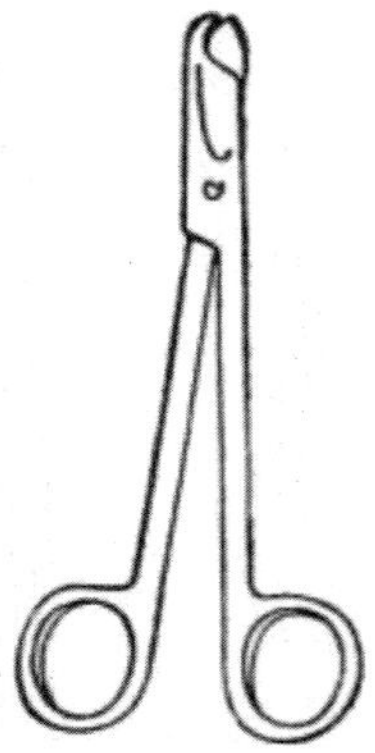

图 18　拆线剪

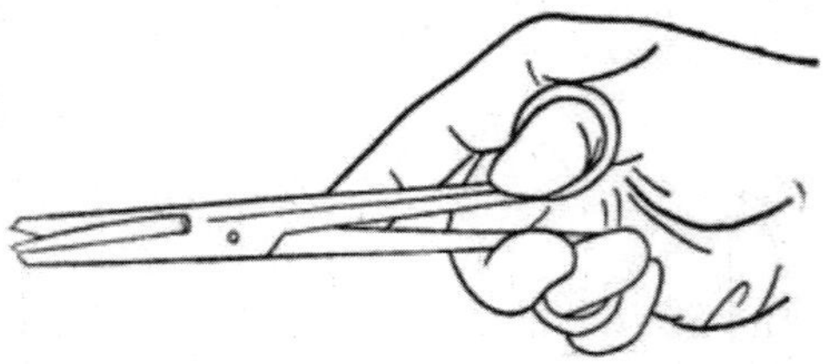

图 19　正确持手术剪的姿势

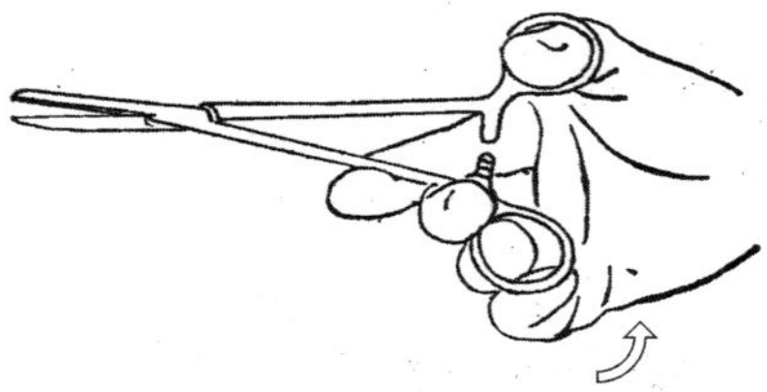

（1）

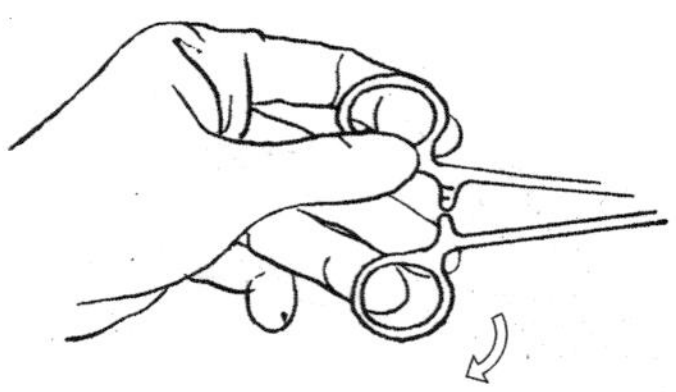

（2）

图 20　松钳法

(1)右手松钳　(2)左手松钳

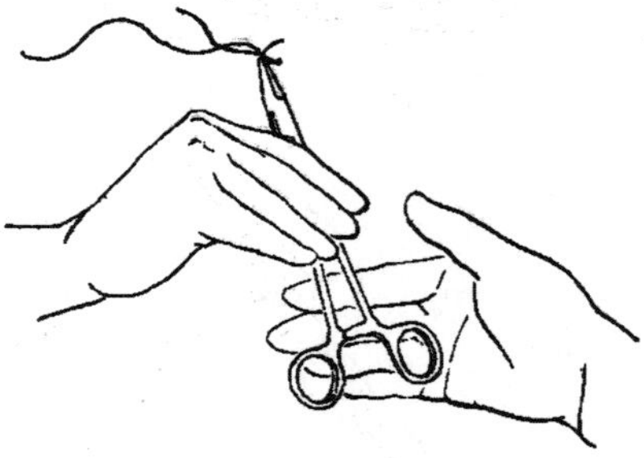

图 21　持钳法

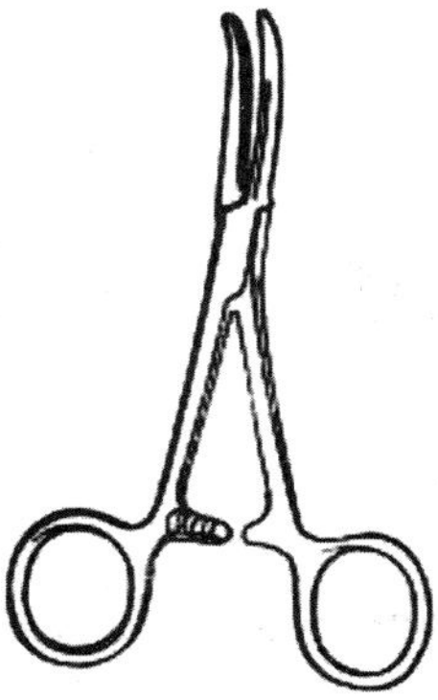

弯血管钳

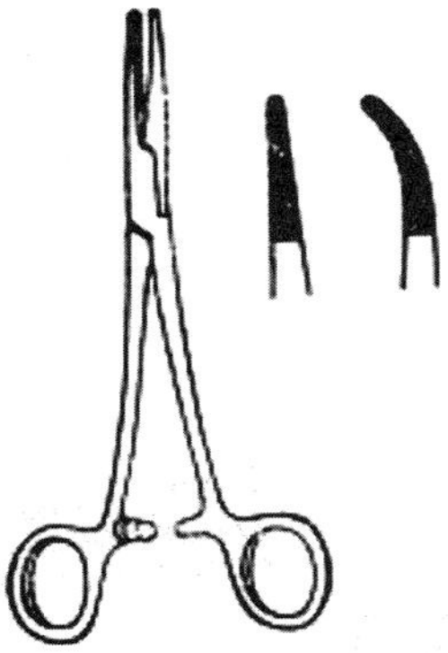

直血管钳（半尺槽）

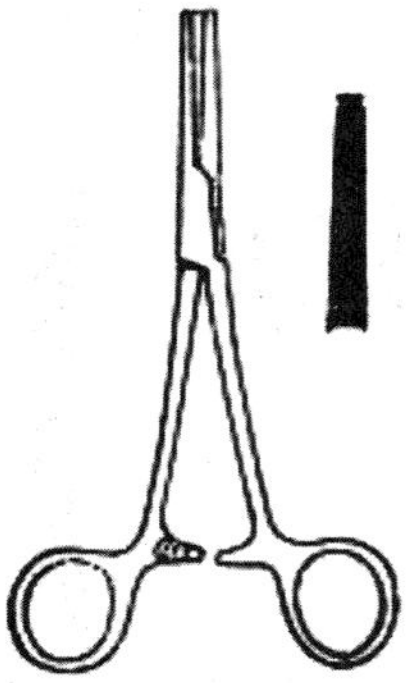

有齿血管钳（全齿槽）

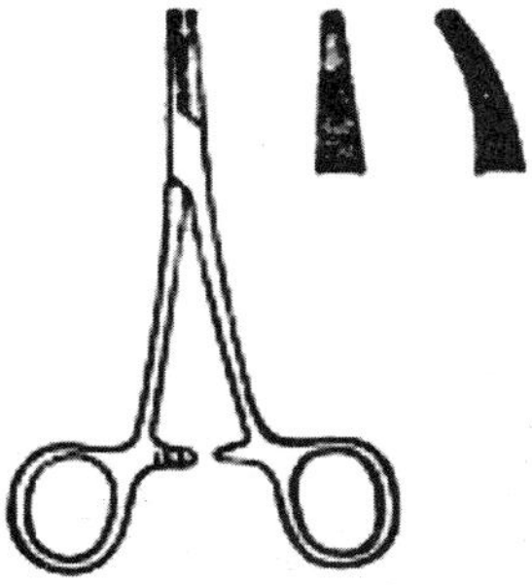

蚊式血管钳（全齿槽）

图 22　各种类型血管钳

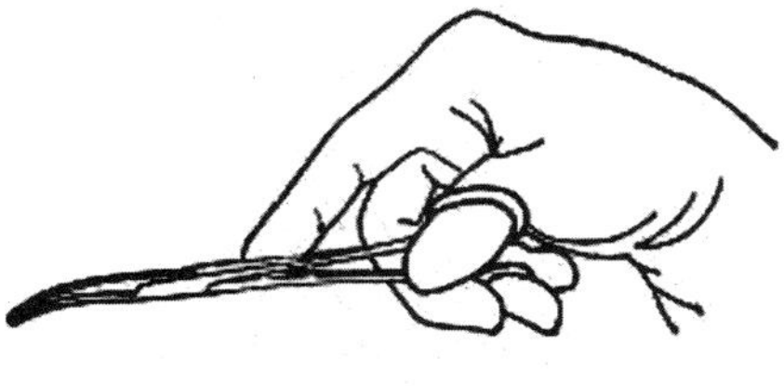

正确执钳法

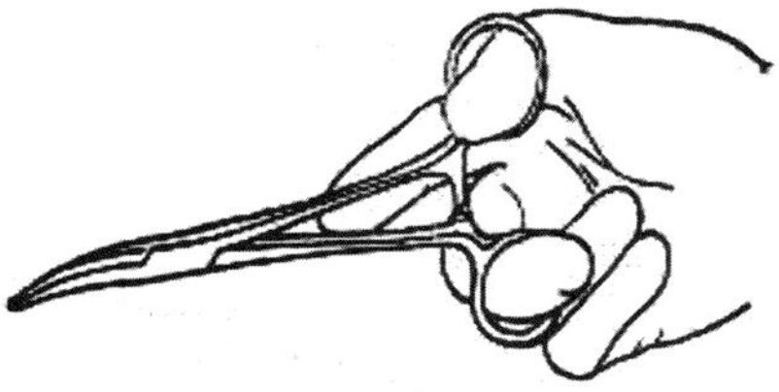

错误执钳法

图 23　止血钳使用方法

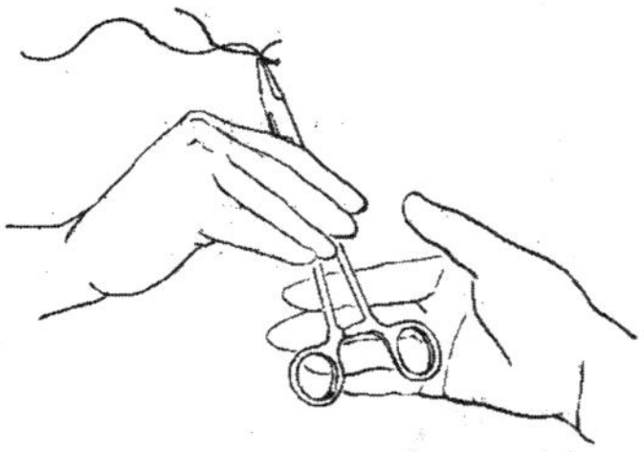

图 24　持针器传递法

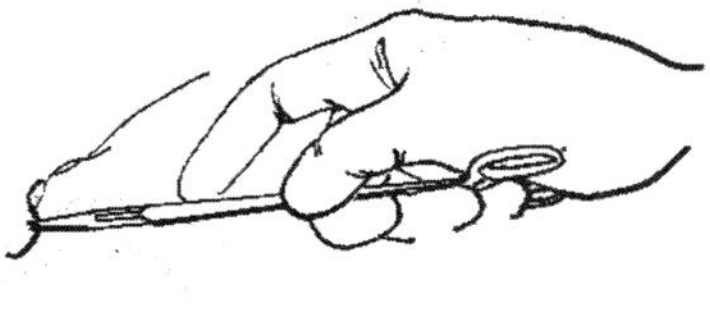

图 25　持针器执法

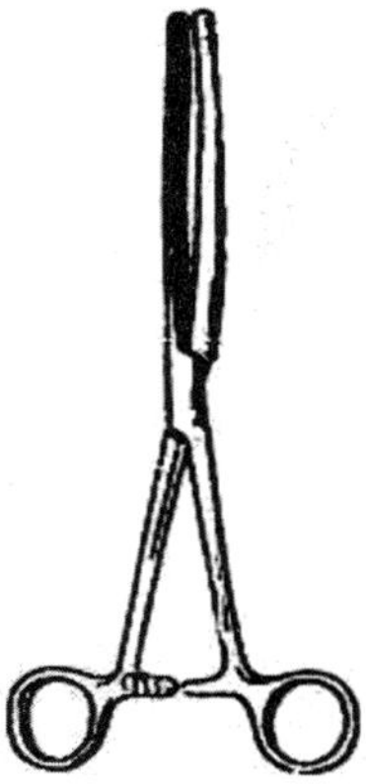

图 26　肠钳

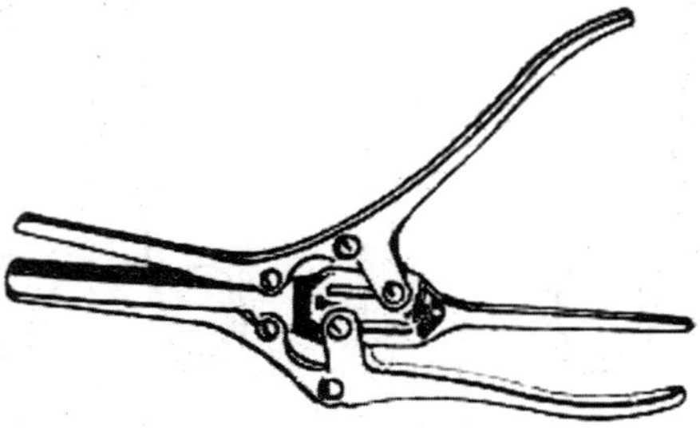

图 27　胃钳

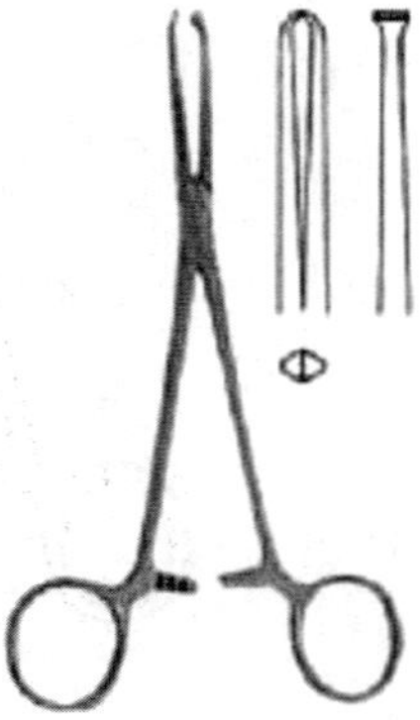

图 28　组织钳

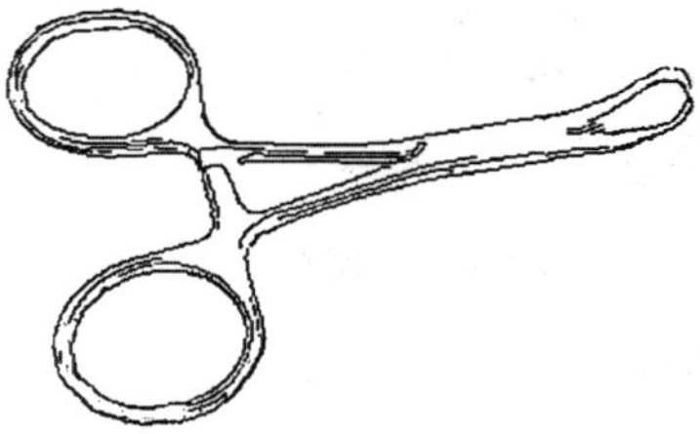

图 29　布巾钳

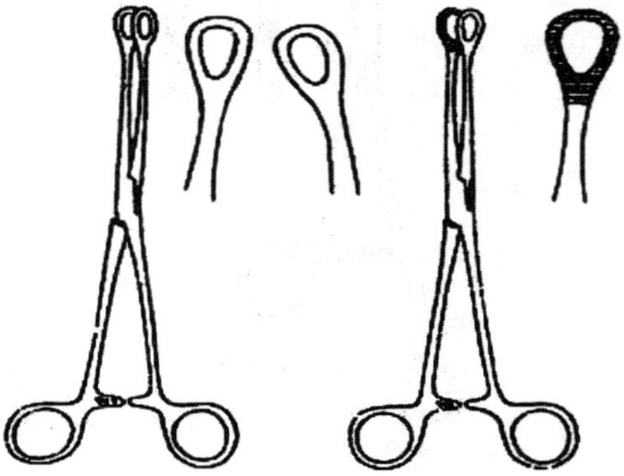

图 30　海绵钳

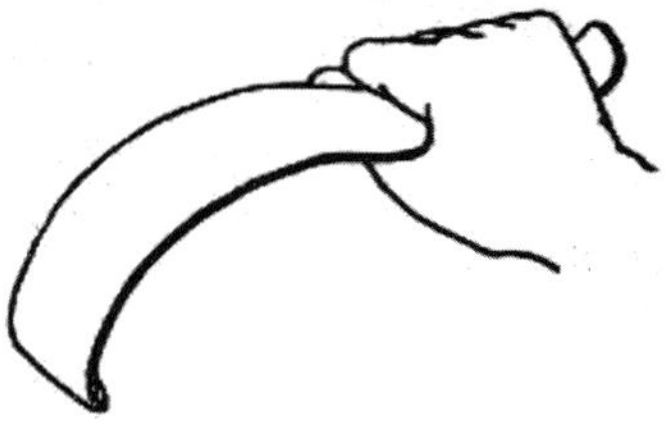

错误使用法（不易持久）

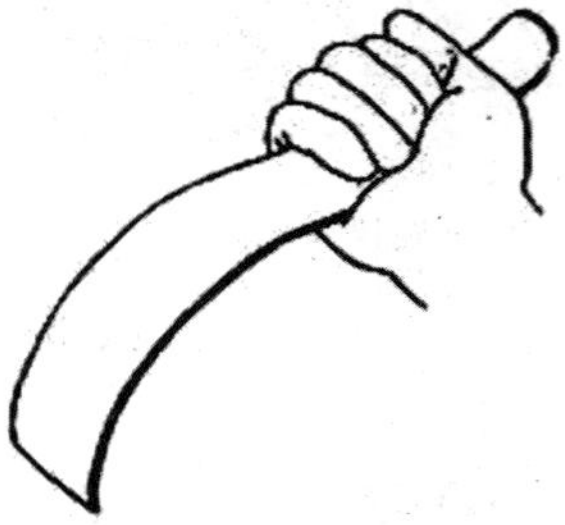

正确使用方法（持续时间较长）

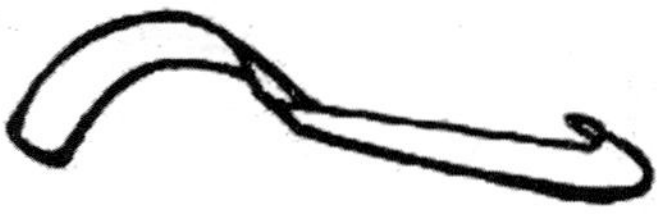

图 31　“S”状拉钩及其使用方法

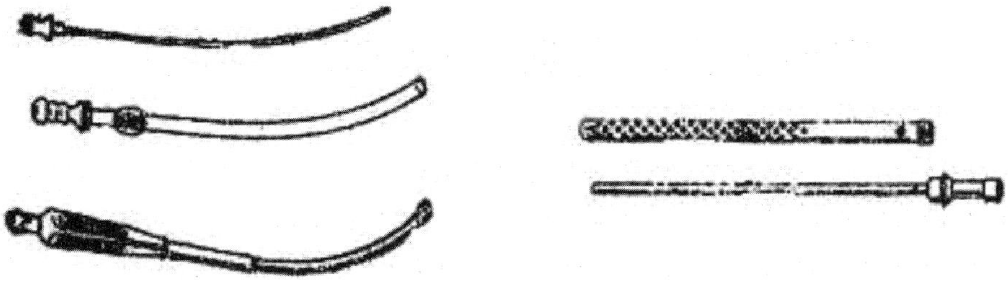

图 32　吸引头

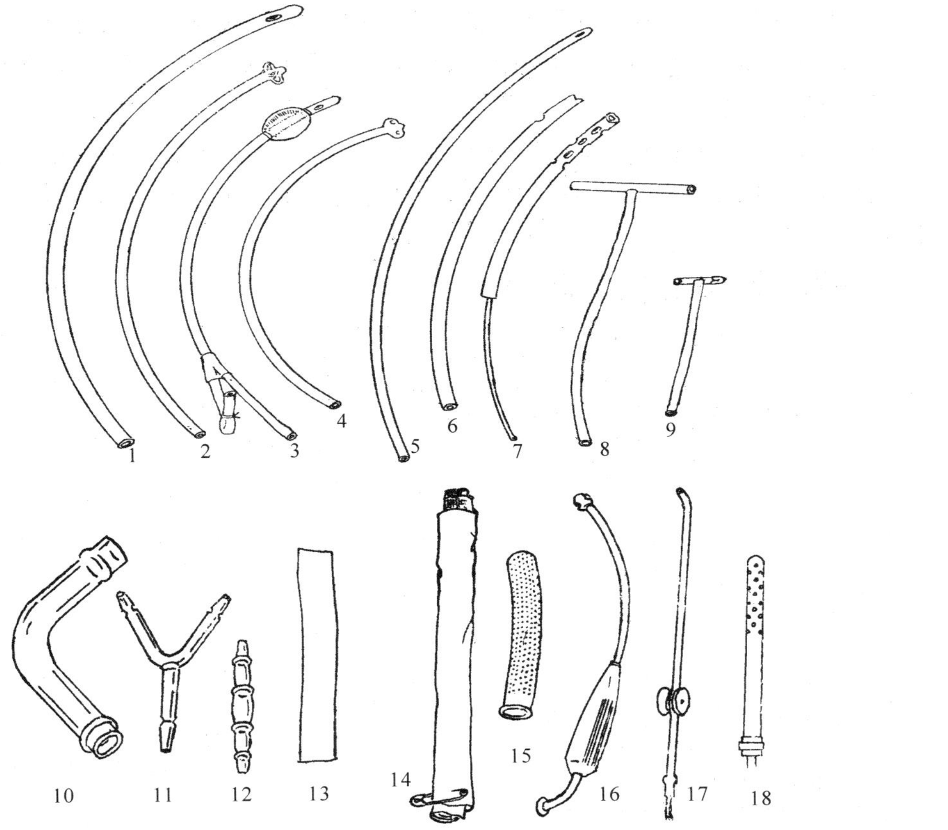

图 33　各种引流管

1. 肛管　2. 伞状导管　3. 气囊导尿管　4. 蕈状导尿管　5. 普通导尿管　6. 胸腔引流管　7. 双腔引流管 8. T 形管　9. 橡皮引流管　10. 结肠造口玻璃管　11. Y 形管　12. 竹节玻璃管　13. 橡皮片　14. 烟卷引流　15. 吸引器头套管　16. 吸引器管　17. 吸引器头　18. 双腔吸引器头

实训项目七：普通引流管患者的护理

普通引流管引流是在腹腔内放置一引流物将人体组织间或体腔中积聚的气体、液体（消化液、腹腔液、脓液、切口渗出液等）引流至体外的一种外引流术。术后有效的引流不仅能减轻局部压力、减少毒素吸收、防止感染和促进伤口愈合，还可用作检测和治疗的途径。

【实训目标】

1. 知识目标 掌握普通引流管引流的适应证、护理措施及注意事项。

2. 能力目标 熟练地完成普通引流管引流的护理，能对患者和家属进行正确的健康指导。

3. 素质目标 有严格的无菌观念，具有高度责任感，能与患者有良好的沟通。

【实训方式】

教师可结合多媒体教学或视频教学，在模拟人身上进行普通引流管引流护理的示教讲解，然后学生回示教、分组练习或模拟情境，最后抽考或小组评价，有条件的教学单位可让学生进行临床见习。

【实训内容与操作要求】

操作流程与内容	要点说明
素质要求： 护士服、鞋帽整洁，举止端庄、语言和蔼、态度亲切	符合护士礼仪规范和无菌操作要求
核对、解释： 1. 医嘱、患者姓名、床号、腕带等 2. 引流管种类、引流留置的时间	1. 告知引流的目的，更换引流袋的目的及必要的护理配合 2. 维持有效引流的意义和方法
评估： 1. 患者的病情、治疗、意识与合作能力 2. 留置引流的目的、时间、引流的位置及种类 3. 引流液量、颜色、性状及流速 4. 手术部位敷料有无渗血、渗液 5. 患者及家属对引流管护理的知晓程度	1. 意识模糊、烦躁不安、不配合者必要时使用约束带，但禁忌强制约束 2. 引流液有异常或敷料渗血、渗液应报告医生
操作前准备： 1. 操作者：洗手，戴口罩，必要时戴手套 2. 环境：安静舒适、做好隐私保护，符合无菌操作要求 3. 用物：治疗车、治疗盘、血管钳一把、一次性引流袋一只、弯盘 2 只（内装无齿镊 1 把、纱布一块）、污物桶、消毒棉签等 4. 患者：取舒适的体位，低半卧位或平卧位	1. 操作者做好自我防护 2. 应使用无齿血管钳夹闭引流管，以防止损坏引流管

操作过程：
1. 再次核对、解释
2. 检查无菌引流袋，将引流袋挂于床沿，将外包装袋内面垫于引流管接口处
3. 挤压引流管，用血管钳夹住引流管尾端上 3cm
4. 消毒接口处，先以接口为中心，环形消毒，然后向接口以上及以下各纵形消毒 2.5cm
5. 用左手取纱布，脱开连接处，正确放置更换的引流管，不污染
6. 再次消毒引流管的管口边
7. 连接无菌引流袋，松开血管钳，挤压引流管，观察是否通畅，妥善固定引流袋

→ 1. 分离引流袋时注意用力方向，防止拉出引流管
2. 挤压引流管前，应夹闭引流管，防止引流液逆流，造成腹腔内感染
3. 消毒方式：接口处环形消毒；接口上 2.5cm 及下 2.5cm 纵形消毒；管口处消毒时棉签不能置入管腔内
4. 严格执行无菌操作

↓

操作后处理：
1. 安置患者，整理床单位
2. 用物处理：引流液按医院规定处理，引流袋毁形后集中处理

→ 观察与记录引流液的颜色、量、性状、引流管是否通畅、切口及引流管口周围皮肤等情况

【注意事项】

1. 妥善固定 平躺时引流袋固定高度不超过腋中线；离床活动时，不超过引流口处；防止松脱，尤其避免患者活动时拉脱引流管。

2. 保持引流通畅 防止受压、扭曲、折叠、成角，翻身时应避免牵拉引流管。

3. 严格执行无菌操作 每天定时更换引流袋，保持引流袋位置低于引流部位。更换时先夹闭引流管，以防引流液逆流，造成逆行感染。

4. 注意引流液性质和量 观察引流液的量、性状、色泽变化与病情是否相符，每日准确记录 24h 引流量，若有大量鲜血提示腹腔内出血；若为混浊则提示感染，及时与医生联系。

5. 注意观察引流管周围皮肤有无红肿、皮肤损伤等情况。

6. 拔管 引流液量逐渐减少或清澈无渗漏时，根据医嘱及时拔管。拔管 24h 内注意观察敷料是否清洁、干燥，观察局部有无渗液、渗血、血肿等，发现异常及时报告医生进行处置。

实训项目八：清创术患者的护理

清创术，是用外科手术的方法清除开放伤口内的异物，切除坏死、失活或严重污染的组织、缝合伤口，尽量减少污染，使之转变成清洁或接近清洁伤口，当即缝合或延期缝合，以期达到一期愈合，其目的是查明伤情、彻底止血、清除一切异物和毁损坏死组织、修复破损的功能组织器官、使受伤部位的功能和形态尽快恢复。

【实训目标】

1. 知识目标 掌握清创术的操作步骤、护理措施及注意事项。

2. 能力目标 熟练地完成清创术的护理，能对患者和家属进行正确的健康指导。

3. 素质目标 严格的无菌观念，具有高度责任感，能与患者良好的沟通。

【实训方式】

教师可结合多媒体教学或视频教学，在模拟人身上进行清创术护理的示教讲解，然后学生回示教、分组练习或模拟情境，最后抽考或小组评价，有条件的教学单位可让学生进行临床见习。

【实训内容与操作要求】

操作流程与内容	要点说明
素质要求： 护士服、鞋帽整洁，举止端庄、语言和蔼、态度亲切	符合护士礼仪规范和无菌操作要求
核对、解释： 1. 患者姓名、床号、腕带等 2. 解释清创的目的	告知清创的目的，大概的操作步骤及必要的护理配合
评估： 1.患者的病情、治疗、意识与合作能力 2.评估伤口情况：伤口大小、严重程度、有无感染等 3.患者及家属对清创的知晓程度	1.清创前进行全身检查与治疗，全身情况平稳后再清创，如有出血性休克，应先快速扩容抢救，待休克好转后或同时进行清创 2.伤口较大，污染严重者，应预防性应用抗生素，注射破伤风抗毒素1500～3000U预防破伤风 3.严重创伤清创前应用止痛和镇痛药物，甚至麻醉
操作前准备： 1.操作者：洗手，戴口罩，必要时穿手术衣、戴无菌手套；评估周围环境和患者伤口情况 2.环境：操作室光线明亮、温湿度适宜、安静舒适，必要时屏风遮挡 3.用物：一次性弯盘2只，无齿镊2把，等渗盐水，肥皂水棉球、碘附和盐水棉球若干，分放弯盘两侧，无菌纱布若干、胶布、绷带、棉签、无菌巾等，必要时准备引流物或药液（3%过氧化氢溶液等）、手术器械、手套等 4.患者：协助患者取舒适体位并注意保暖，消除患者的紧张情绪	1.严重创伤在清洗消毒后清理创腔前，术者除戴口罩和帽子外，还需手臂无菌准备、穿无菌手术衣、戴无菌手套，严格执行无菌操作 2.对患者进行心理护理
操作过程： 1.无菌纱布覆盖伤口，用肥皂水棉球清洗伤口周围皮肤，等渗盐水（必要时3%过氧化氢溶液）反复冲洗伤口。擦干伤口周围皮肤，无菌纱布覆盖 2.更换无菌手套和器械，用碘附棉球消毒伤口周围皮肤，铺无菌巾 3.清理伤口，充分止血、引流，缝合伤口 4.包扎固定。合并骨折时，用石膏托或夹板固定，绷带包扎，注意观察末梢血液循环	1. 伤口清洗消毒后，常规铺无菌手术巾，准备由浅入深清理创腔 2. 清理创腔时，必要时酌情扩大创口，尽可能爱护和保留存活的组织 3. 若伤口污染过重、清创又不彻底只宜缝合深层组织，并放置引流物，任伤口敞开观察3～5天，无感染征象再延期缝合皮肤和皮下组织

操作流程与内容	要点说明
操作后处理： 1. 根据全身情况输液或输血，合理应用抗生素，防止伤口感染，促使炎症消退，伤口愈合 2. 观察局部血运、伤口包扎松紧是否合适、伤口有无出血或发生感染等 3. 伤口引流物一般在术后24～48h引流停止时拔除	1. 若为伤肢，应予制动、抬高，促使血液、淋巴回流，减轻疼痛与肿胀 2. 清创后伤口一旦出现异常，应立即查明原因，及时进行处理

【注意事项】

1. 严格遵守无菌操作原则，避免医源性感染或交叉感染。

2. 非功能性血管活动性出血，应结扎止血，功能性血管出血可暂时钳夹，等待修复；清创后观察伤口的引流情况，如出血过多应及时检查并止血。

3. 清理创腔时可随时用无菌盐水冲洗，最后一次无菌盐水冲洗后倾入适量过氧化氢浸泡创腔，清理伤口直至比较清洁和显露血循环良好的组织为止。

4. 清创后保持有利于引流的体位和关节的功能位置。

5. 指导患者早期活动，促进功能恢复。

实训项目九：缝合法

缝合是将已经切开或外伤断裂的组织、器官进行对合或重建其通道，恢复其功能，是保证良好愈合的基本条件，也是重要的外科手术基本操作技术之一。不同部位的组织器官需采用不同的方式方法进行缝合。缝合可以用持针钳进行，也可徒手直接拿直针进行，此外还有皮肤钉合器、消化道吻合器、闭合器等。

【实训目标】

1. 知识目标　掌握缝合法的操作步骤、护理措施及注意事项。

2. 能力目标　熟练地完成缝合法的操作，能对患者和家属进行正确的健康指导。

3. 素质目标　有严格的无菌观念，具有高度责任感，能与患者有良好的沟通。

【实训方式】

教师可结合多媒体教学或视频教学，在模拟人身上进行缝合法的示教讲解，然后学生回示教、分组练习或模拟情境，最后抽考或小组评价，有条件的教学单位可让学生进行临床见习。

【实训内容与操作要求】

操作流程与内容	要点说明
素质要求： 护士服、鞋帽整洁，举止端庄、语言和蔼、态度亲切	符合护士礼仪规范和无菌操作要求

核对、解释： 1. 患者姓名、床号、腕带等 2. 解释缝合过程中的注意事项	告知缝合的目的及必要的护理配合
评估： 1. 患者的病情、治疗、意识与合作能力 2. 创口情况评估：伤口大小、严重程度、有无感染等 3. 患者及家属对清创的知晓程度	若伤口为感染伤口可选择延期缝合
操作前准备： 1. 操作者：洗手，戴口罩，必要时戴手套 2. 环境：安静、做好隐私保护，符合无菌操作要求 3. 用物：模拟伤口、无菌手套、无菌缝合包（内有持针钳、手术镊、血管钳、线剪各1把，缝针、缝线、无菌纱布等若干）、拆线包（内有拆线剪、血管钳、手术镊各1把，消毒棉球、无菌纱布等若干） 4. 患者：根据伤口情况协助患者取舒适体位	1. 对患者进行心理护理 2. 缝合前核对床号、姓名、缝合部位等
操作过程： 1. 进针、出针：缝合时左手执有齿镊，提起组织边缘，右手执持针钳，用腕臂力由外旋进，顺针的弧度刺入组织，持针器从针后部顺势前推，从对侧穿出 2. 拔针、拉线：用血管钳或持针钳夹住露出的针前端，顺针的弧度外拔，执有齿镊的左手改用中指、无名指、小指三指握有齿镊，留出的拇指和食指捏住针眼处的针和线，把线从组织拉出适当 3. 打结：用手或持针钳或血管钳打结	1. 缝合分层进行，按组织的解剖层次进行缝合 2. 创口两侧皮肤对合良好，不留残腔。缝合的创缘距及针间距必须均匀一致
操作后处理： 1. 检查缝合伤口有无残腔，对齐伤口两侧皮肤 2. 缝合完毕选择合适的敷料进行包扎	根据伤口情况选择引流

【注意事项】

1. 要保证缝合创面或伤口的良好对合，缝合应分层进行，按组织的解剖层次进行缝合，使组织层次严密，不卷入或缝入其他组织，皮肤两侧要对齐，不留残腔，防止积液、积血及感染。

2. 注意缝合处的张力，结扎缝合线的松紧度应以切口边缘紧密相接为准，不宜过紧。

3. 缝合线和缝合针的选择要适宜。无菌切口或污染较轻的伤口在清创和消毒清洗处理后可选用丝线，已感染或污染严重的伤口可选用可吸收缝线，血管的吻合应选择相应型号的无损伤针线。

【附:常用的缝合法】

1. 常用的缝合方法

(1)单纯间断缝合(interrupted suture)法　操作简单,应用最多,每缝一针单独打结,多用于皮肤、皮下组织、肌肉、腱膜的缝合(图 34)。

(2)连续缝合法(continous suture)　在第一针缝合后打结,继而用该缝线缝合整个创口,结束前的一针,将重线尾拉出留在对侧,形成双线与重线尾打结(图 35)。

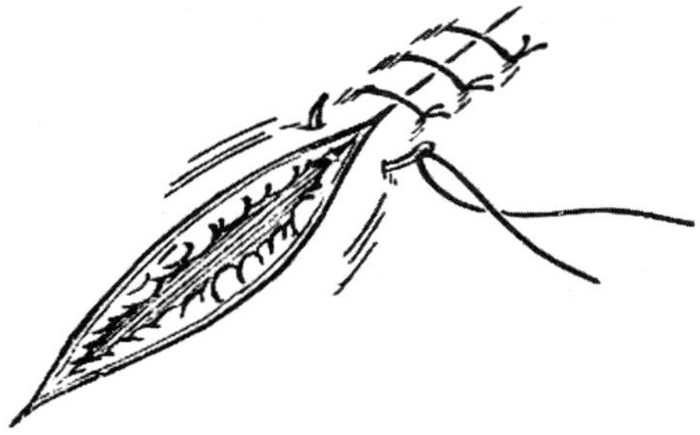

图 34　单纯间断缝合

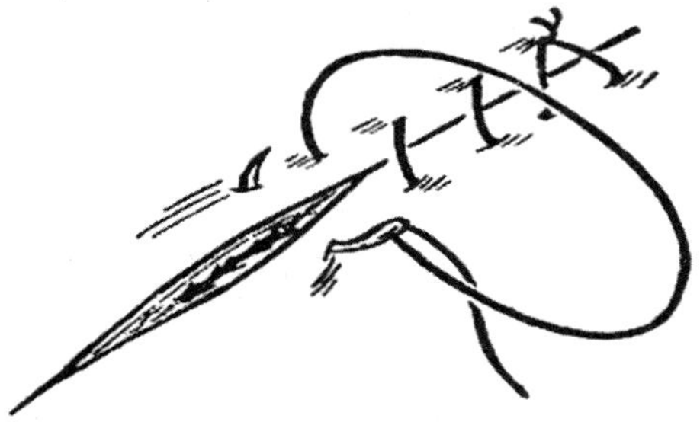

图 35　连续缝合法

2. 剪线　剪线是将缝合或结扎后残留的缝线剪除。方法是缝线打结完毕后,将双线或单线尾提起略偏向手术者的左侧,助手将剪刀微张开,顺线尾向下滑动至线结的上缘,再将剪刀向上倾斜 45°左右,然后将线剪断(图 36)。为了防止结扣松开,须在结扣外留一段线头,丝线留 1～2mm,肠线及尼龙线留 3～4mm。剪线应在明视下进行,一般由助手操作完成。

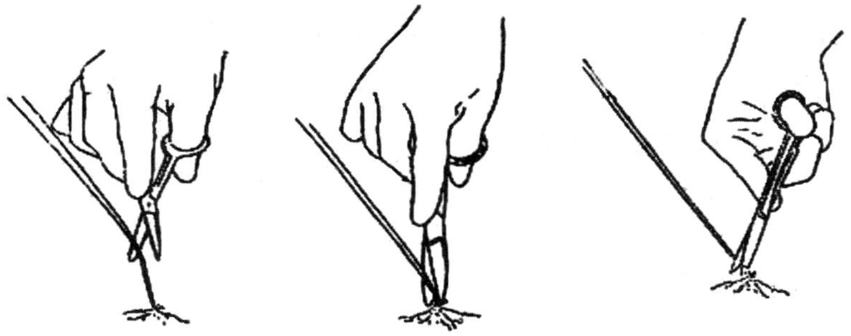

(1)　(2)　(3)

图 36　剪线法

3. 拆线　拆线是指皮肤切口缝线的剪除。皮肤缝线均为异物,不论愈合伤口或感染伤口均需拆线。拆线的步骤如下:按一般换药方法进行创口清洁消毒后,用镊子夹起线头轻轻提起,用拆线剪尖插进线结下空隙,紧贴针眼,从由皮内拉出的部分将线剪断。向拆线的一侧将缝线拉出,动作要轻巧,如向对侧硬拉可能将创口拉开,且患者有疼痛感,再次清洁伤口后用无菌纱布覆盖创面(图 37)。

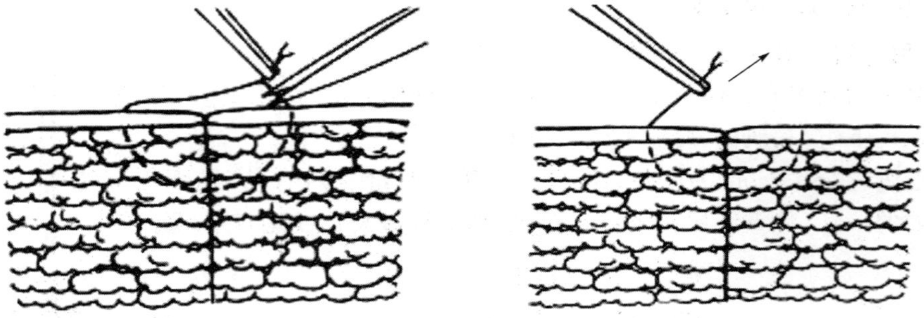

图 37 拆线法

实训项目十：换药患者的护理

换药又称更换敷料，用于创伤和手术后伤口、感染性伤口、体表溃疡及窦道等，包括检查伤口，清洁伤口，清除脓液，分泌物及坏死组织，覆盖敷料。其目的是动态观察伤口的生长情况，及早发现异常；及时清洁伤口，清除异物、坏死组织、分泌物和过剩的肉芽组织等，保持引流通畅，防止附加损伤与污染；保护新生肉芽组织和上皮，为促进伤口愈合创造良好的局部条件。

【实训目标】

1. 知识目标 掌握换药法的操作步骤、护理措施及注意事项。

2. 能力目标 熟练地完成换药操作，能对患者和家属进行正确的健康指导。

3. 素质目标 有严格的无菌观念，具有高度责任感，与患者有良好的沟通。

【实训方式】

教师可结合多媒体教学或视频教学，在模拟人身上进行换药法的示教讲解，然后学生回示教、分组练习或模拟情境，最后抽考或小组评价，有条件的教学单位可让学生进行临床见习。

【实训内容与操作要求】

操作流程与内容		要点说明
素质要求： 护士服、鞋、帽整洁，举止端庄、语言和蔼、态度亲切	→	换药者应穿好工作服、戴好口罩和帽子，清洗双手，必要时戴手套
↓		
核对、解释： 1. 核对医嘱、患者姓名、床号、腕带等 2. 向患者解释，周围屏风进行遮挡，协助取舒适体位，暴露伤口	→	1. 换药一般要求在晨间护理或换药室清洁工作后半小时进行，最好能在换药室换药 2. 若在病房换药，应准备屏风，换药前半小时不扫地
↓		

评估：
1. 患者的病情、伤口情况、治疗、意识与合作能力
2. 评估伤口敷料情况：有无渗血、渗液、有无感染等

→ 1. 评估伤口的类型、创面的部位大小深浅、创腔的引流物、愈合生长情况等
2. 对患者精神状态、全身状况及换药过程中可能发生的情况也应心中有数，以便充分准备

↓

操作前准备：
1. 操作者：洗手，戴口罩，必要时戴手套
2. 环境：操作室光线明亮、温湿度适宜、安静舒适，必要时屏风遮挡
3. 用物：换药包（一次性弯盘 2 只，无齿镊 2 把，碘附和生理盐水棉球若干并分放弯盘两侧，无菌纱布若干）、凡士林纱布、胶布、绷带、棉签、一次性中单等，根据伤口类型准备引流物或药物纱布，必要时准备血管钳、手术刀、手术剪及探针。特殊伤口准备所需溶液及药品等
4. 患者：根据伤口情况取舒适的体位

→ 1. 重大换药前应用镇静和止痛药物，甚至使用短效麻醉药
2. 换药前核对床号、姓名、换药部位等

↓

操作过程：
1. 换药处铺好中单。打开换药包，准备消毒用品
2. 取下敷料：揭去胶布，先用手取下外层敷料，将沾污敷料内面向上放在弯盘中，再用镊子取下内层敷料放在弯盆内，沾有脓血一面应向上
3. 伤口的清洁、消毒和处理：用双手执镊法操作。首先用碘附消毒伤口周围皮肤，清洁伤口由内向外，感染伤口则由外向内消毒，再用生理盐水棉球蘸吸除去伤口内分泌物及脓液，由中央到边缘，必要时用剪刀去除伤口内异物、坏死组织等
4. 覆盖无菌敷料并包扎固定伤口：先用凡士林纱布或其他纱条覆盖创面，再用干纱布覆盖，擦去胶布痕迹，用胶布固定。必要时以绷带或多头带包扎固定。若创面大、渗液多，可加用棉垫；关节部位胶布不易固定时须用绷带包扎

→ 1. 揭除内层敷料时若黏贴在伤口上，应用生理盐水将敷料浸湿后再揭除敷料
2. 两把镊子中一把镊子用于传递无菌物品，一把用于操作接触伤口和敷料，两把镊子不能碰触，以防污染
3. 根据需要创面用药、伤口冲洗或置放引流物
4. 用干纱布覆盖伤口时光面接触伤口，厚度适当，最表面一层也应为光面
5. 用胶布固定时应沿伤口纵轴的垂直方向均匀固定几道，由中央向外侧粘贴

↓

操作后处理：
1. 整理患者衣物及床单位，帮助患者安置舒适体位，告知换药后注意事项
2. 换下的敷料倒入污物桶，妥善处理，如消毒或焚烧；各类器械清洗后放入指定地方，灭菌处理后备用
3. 操作者洗手，摘口罩，记录换药经过

→ 观察伤口敷料及周围皮肤的情况，合理选择引流物

【注意事项】

1. 换药过程中严格执行无菌操作规程，凡接触伤口的器械物品均应灭菌，不使用灭菌过期的器械物品，两把镊子必须分用操作，一把用来夹持无菌物品，一把接触伤口，避免医源性感染或交叉感染。

2.换药次数、创面用药、引流物选用、创腔处理等均应视伤口具体情况而定。无菌手术切口可在术后2～3天换药一次，中间无异常直至切口愈合拆线时再换药；分泌物不多伤口可隔日或隔多日换药一次；分泌物多，伤口宜每日1次或数次换药。正常肉芽组织表面可用凡士林纱条覆盖保护；水肿肉芽可用5%高渗盐水纱布湿敷；生长不良肉芽可用无齿镊搔刮之少量出血以刺激生长；高出创缘肉芽予以剪平；创腔污染重、创道深或坏死组织多应用3%过氧化氢或0.02%高锰酸钾液冲洗。

3.换药可在换药室或病床旁进行，准备物品方法会有所不同，应灵活对待。如需给多种伤口换药，顺序为伤口拆线→清洁伤口→污染伤口→感染伤口。特异性感染伤口，如破伤风、气性坏疽等伤口应安排专人换药，用过器械单独消毒、灭菌，换下的物品立即焚化。

4.清洁伤口由内向外，感染伤口则由外向内消毒周围皮肤。

5.换药动作轻柔，注意保护健康肉芽组织和上皮，冬天注意保暖。

6.观察伤口变化情况，合理选择引流物。

常用外科护理技术的操作考核评分标准

一、手术区域皮肤准备的操作考核评分标准

项目	内　　容	分值	评分等级及分值				实际得分
			D	A	B	C	
仪表	工作衣、帽、鞋穿戴整齐，戴好口罩	5	5	4	3	2～0	
用物	治疗盘内盛一次性备皮包(内有一次性剃毛刀)、肥皂水、橡胶单及治疗巾、纱布、一次性薄膜手套、手电筒、脸盆盛温水、毛巾、消毒棉签、屏风、治疗车等(骨科手术另备软毛刷、2%碘酊、70%乙醇、无菌巾、绷带)	5	5	4	3	2～0	
操作过程	戴帽子、口罩，洗手	5	5	4	3	2～0	
	将患者接到备皮室(如在病房内备皮须用床帘遮挡)，核对患者床号、姓名、性别、手术部位	10	10～8	7～5	4～3	2～0	
	做好解释、注意保暖	5	5	4	3	2～0	
	铺好橡胶单、治疗巾，暴露手术部位	10	10～8	7～5	4～3	2～0	
	备皮范围：手术区域和手术切口周围15～20cm内	5	5	4	3	2～0	
	用软毛刷蘸肥皂液涂局部，一手用纱布绷紧皮肤，另一手持剃毛刀，顺毛发生长方向分区剃净毛发	15	15～12	11～8	7～4	3～0	
	用毛巾浸热水洗去局部毛发和肥皂液	5	5	4	3	2～0	
	剃毕用手电筒照射，仔细检查毛发是否剃净	5	5	4	3	2～0	
	督促能活动患者自行沐浴，洗头、修指(趾)甲、更换清洁衣裤	5	5	4	3	2～0	
	腹部手术：要用棉签蘸汽油清除脐部污垢用物整理，合理安置患者	5	5	4	3	2～0	
	操作中时时刻刻体现出人文关爱	15	15～12	11～8	7～4	3～0	
熟练程度	动作轻巧、稳重、有条不紊 无菌观念强，无菌操作正确	5	5	4	3	2～0	
总分							

二、外科洗手法的操作考核评分标准

<table>
<tr><th rowspan="2">项目</th><th rowspan="2" colspan="2">内　　容</th><th rowspan="2">分值</th><th colspan="4">评分等级及分值</th><th rowspan="2">实际得分</th></tr>
<tr><th>D</th><th>A</th><th>B</th><th>C</th></tr>
<tr><td rowspan="2">仪表</td><td colspan="2">更换洗手衣裤和鞋,自己衣服不能露在洗手衣外</td><td>5</td><td>5</td><td>4</td><td>3</td><td>2～0</td><td></td></tr>
<tr><td colspan="2">正确佩戴帽子、口罩并修剪指甲</td><td>5</td><td>5</td><td>4</td><td>3</td><td>2～0</td><td></td></tr>
<tr><td>用物</td><td colspan="2">打开擦手巾、浸泡桶的盖子,放置正确</td><td>5</td><td>5</td><td>4</td><td>3</td><td>2～0</td><td></td></tr>
<tr><td rowspan="9">操作过程</td><td rowspan="6">皂水洗手</td><td>用肥皂水洗手</td><td>5</td><td>5</td><td>4</td><td>3</td><td>2～0</td><td></td></tr>
<tr><td>从指尖顺序刷至肘上 10cm</td><td>10</td><td>10～9</td><td>8～7</td><td>6～5</td><td>4～0</td><td></td></tr>
<tr><td>动作快速用力,刷洗时间 3min</td><td>10</td><td>10～9</td><td>8～7</td><td>6～5</td><td>4～0</td><td></td></tr>
<tr><td>流水冲洗,方法正确</td><td>5</td><td>5</td><td>4</td><td>3</td><td>2～0</td><td></td></tr>
<tr><td>反复刷洗 3 遍</td><td>10</td><td>10～9</td><td>8～7</td><td>6～5</td><td>4～0</td><td></td></tr>
<tr><td>无菌毛巾擦干,方法正确</td><td>5</td><td>5</td><td>4</td><td>3</td><td>2～0</td><td></td></tr>
<tr><td rowspan="3">泡手法</td><td>手臂浸入泡手桶,高度为肘上 5～6cm,时间 5min</td><td>10</td><td>10～9</td><td>8～7</td><td>6～5</td><td>4～0</td><td></td></tr>
<tr><td>手臂退出泡手桶后保持屈肘拱手姿势</td><td>10</td><td>10～9</td><td>8～7</td><td>6～5</td><td>4～0</td><td></td></tr>
<tr><td>进手术室方法正确</td><td>10</td><td>10～9</td><td>8～7</td><td>6～5</td><td>4～0</td><td></td></tr>
<tr><td>熟练程度</td><td colspan="2">动作轻巧、稳重、有条不紊
无菌观念强,无菌操作正确</td><td>10</td><td>10～9</td><td>8～7</td><td>6～5</td><td>4～0</td><td></td></tr>
<tr><td>总分</td><td colspan="8"></td></tr>
</table>

三、穿无菌手术衣(全遮盖式)、戴无菌手套(闭合式)的操作考核评分标准

项目	内容	分值	评分等级及分值				实际得分
			D	A	B	C	
仪表	语言流畅,态度和蔼,面带微笑 仪表大方,举止端庄,轻盈矫健	5	5	4	3	2～0	
	护士准备:更换鞋子、更换洗手衣裤(上衣扎在裤内)戴帽子(发不外露)、口罩,取下饰物,指甲符合标准	5	5	4	3	2～0	
用物	无菌手术衣、无菌手套、无菌持物钳等用物摆放有序	5	5	4	3	2～0	
核对	检查无菌包、无菌手套的灭菌日期是否在有效期内,灭菌指示标志的有效性,无菌包有无潮湿、破损,内容物无外露	5	5	4	3	2～0	
	打开无菌包,用无菌持物钳取出无菌手套放于无菌包中	5	5	4	3	2～0	
操作过程	外科刷手后,进手术室方法正确、拱手姿势正确	5	5	4	3	2～0	
	取无菌手术衣,选择宽敞处,手提手术衣衣领并抖开,露出袖口	5	5	4	3	2～0	
	手术衣内面朝向操作者,对光检查手术衣是否完整	5	5	4	3	2～0	
	将手术衣向上轻掷的同时顺势将双手和前臂伸入衣袖内	5	5	4	3	2～0	
	两手臂向前平行伸展,双手伸入袖内,手不出袖口	5	5	4	3	2～0	
	巡回护士协助穿手术衣时不能触及穿衣者刷过手的手臂,系好手术衣颈部和背部带子,下蹲轻拉手术衣下摆	5	5	4	3	2～0	
	打开手套,操作者隔着衣袖右手取左手手套,放置于左手袖口上,手套的手指向上,手套各手指与手相对	5	5	4	3	2～0	
	左手隔着衣袖抓住手套翻折边,右手隔着衣袖捏住另一侧翻折边,将手套翻套于袖口上,手指迅速伸入手套内	5	5	4	3	2～0	
	左手隔着衣袖取右手手套,同法戴上	10	10～9	8～7	6～5	4～0	
	戴无菌手套后,解开腰间衣带的活结,右手捏住腰带,递给巡回护士,巡回护士用无菌持物钳夹住腰带的尾端,穿衣者原地自转一周,接传递过来的腰带并于腰间系好	5	5	4	3	2～0	
	参加手术前,应用无菌生理盐水冲净手套表面的滑石粉(口述)	5	5	4	3	2～0	
	脱下手术衣、手套 ,分类放置 ,整理、洗手	5	5	4	3	2～0	
熟练程度	操作熟练、规范,动作轻巧、稳重、有条不紊 无菌观念强,全过程无污染	10	10～9	8～7	6～5	4～0	
总分							

四、普通引流管护理的操作考核评分标准

项目	内容	分值	评分等级及分值				实际得分
			D	A	B	C	
仪表	工作衣、帽、鞋穿戴整齐，戴好口罩	5	5	4	3	2～0	
用物	治疗车、治疗盘、血管钳 1 把、一次性引流袋 1 只，弯盘 2 只(内装无齿镊 1 把、纱布一块)、安尔碘棉签、污物桶	5	5	4	3	2～0	
操作过程	戴帽子、口罩，洗手	5	5	4	3	2～0	
	将备用物放置治疗车上，进入病房，向患者解释	5	5	4	3	2～0	
	安置患者体位(低半卧位或平卧位)	5	5	4	3	2～0	
	检查伤口，注意保暖	5	5	4	3	2～0	
	检查引流袋，将引流袋挂于床沿，将外包装袋垫于引流管接口处	5	5	4	3	2～0	
	挤压引流管，挤压方法正确	5	5	4	3	2～0	
	用血管钳夹住引流管尾端上 3cm	5	5	4	3	2～0	
	消毒接口处，消毒方法正确	5	5	4	3	2～0	
	用左手取纱布，脱开连接处，正确放置更换的引流袋，不污染	5	5	4	3	2～0	
	再次消毒引流管的管口边	5	5	4	3	2～0	
	连接无菌引流袋，松开血管钳，挤压引流管	10	10～8	7～5	4～3	2～0	
	妥善固定引流袋	5	5	4	3	2～0	
	整理床单位，用物处理，记录引流液量、性状、颜色	5	5	4	3	2～0	
	操作中时时刻刻体现出人文关爱	15	15～12	11～8	7～4	3～0	
熟练程度	动作轻巧、稳重、有条不紊 无菌观念强，全过程无污染	5	5	4	3	2～0	
总计							

五、外科换药护理的操作考核评分标准

项目	内容	分值	评分等级及分值				实际得分
			D	A	B	C	
仪表	工作衣、帽、鞋，穿戴整齐，戴好口罩	5	5	4	3	2～0	
用物	换药包(一次性弯盘2只、无齿镊2把、碘附和生理盐水棉球若干并分放弯盘两侧、无菌纱布若干)、凡士林纱布、胶布、绷带、棉签、一次性中单等，根据伤口类型准备引流物或药物纱布，必要时准备血管钳、手术刀、手术剪及探针	5	5	4	3	2～0	
操作过程	向患者解释，周围屏风遮挡，取舒适体位并保暖	5	5	4	3	2～0	
	取下敷料方法正确，敷料合理放置，不污染	5	5	4	3	2～0	
	评估伤口情况	5	5	4	3	2～0	
	伤口的清洁、消毒和处理 1.用碘附棉球消毒伤口周围皮肤，清洁伤口由内向外，感染伤口则由外向内消毒	10	10～8	7～5	4～3	2～0	
	2.用生理盐水棉球沾吸除去伤口内分泌物及脓液	5	5	4	3	2～0	
	3.由中央到边缘，用剪刀去除伤口内异物、坏死组织等	5	5	4	3	2～0	
	4.根据需要创面用药、伤口冲洗或置放引流物	5	5	4	3	2～0	
	覆盖无菌敷料并包扎固定，必要时用绷带或多头带	5	5	4	3	2～0	
	换药后处理：(1)安置好患者	5	5	4	3	2～0	
	(2) 妥善处理污物：a.敷料类的处理	5	5	4	3	2～0	
	b.器械类予以药液浸泡消毒后洗涤，灭菌后备用	5	5	4	3	2～0	
	洗手后做好换药情况记录	5	5	4	3	2～0	
	换药时间根据伤口情况和分泌物多少而定	5	5	4	3	2～0	
	根据伤口情况安排换药顺序	5	5	4	3	2～0	
	操作中时时刻刻体现出人文关爱	10	10～8	7～5	4～3	2～0	
熟练程度	动作轻巧、稳重、有条不紊，严格无菌操作 无菌观念强，全过程无污染	5	5	4	3	2～0	
总分							

参考答案

第一章　麻醉患者的护理

(一)选择题

1.B	2.B	3.B	4.C	5.D	6.C	7.A	8.B	9.D	10.C
11.B	12.B	13.B	14.A	15.A	16.E	17.E	18.A	19.E	20.E
21.A	22.C	23.D	24.B	25.D	26.D	27.E	28.D	29.D	30.B
31.D	32.B	33.D	34.C	35.E	36.B	37.D	38.D	39.A	40.C
41.E	42.A	43.E	44.A	45.C	46.E	47.A	48.A	49.B	

(二)～(五)　略

第二章　手术前患者的护理

(一)选择题

1.C	2.E	3.A	4.E	5.B	6.E	7.A	8.E	9.A	10.B
11.E	12.C	13.C	14.B	15.E	16.E	17.E	18.D	19.C	20.B
21.A	22.B	23.B	24.E	25.E	26.C	27.A	28.A	29.D	30.B
31.E	32.A								

(二)～(五)　略

第三章　手术室护理工作

(一)选择题

1.E	2.B	3.A	4.D	5.D	6.C	7.A	8.E	9.C	10.D
11.E	12.E	13.B	14.D	15.B	16.D	17.C	18.C	19.D	20.C
21.B	22.C	23.D	24.E	25.B	26.C	27.A	28.C	29.D	30.E
31.B	32.A	33.C	34.A	35.D	36.B	37.D	38.A	39.C	40.C
41.A	42.B	43.B	44.C	45.B	46.B	47.A	48.D	49.C	50.C
51.E	52.B	53.D							

(二)～(五)　略

第四章　手术后患者的护理

(一)选择题

1.D	2.E	3.E	4.B	5.E	6.B	7.A	8.C	9.C	10.D

11. D　12. C　13. B　14. B　15. D　16. D　17. B　18. E　19. A　20. B
21. E　22. C　23. A　24. C　25. A　26. C　27. D　28. A　29. C　30. E
31. B　32. D　33. A　34. E　35. B　36. E

(二)～(五)　略

第五章　营养支持患者的护理

(一)选择题

1. D　2. C　3. D　4. B　5. C　6. B　7. C　8. A　9. C　10. E
11. D　12. A　13. E　14. D　15. D　16. E　17. A　18. B　19. E　20. D
21. C　22. A　23. D　24. C　25. B　26. A　27. C　28. B　29. E　30. D
31. D　32. B

(二)～(五)　略

第六章　疼痛患者的护理

(一)选择题

1. E　2. D　3. D　4. C　5. B　6. A　7. C　8. D　9. C　10. D
11. B　12. D　13. A　14. D　15. E　16. E　17. B　18. D　19. B　20. C
21. A　22. C　23. A　24. C　25. E　26. B　27. B　28. E　29. D　30. D
31. A　32. C　33. D　34. B　35. B　36. C　37. C　38. C　39. E　40. E
41. A　42. D

(二)～(五)　略

中英文对照索引

A

阿片　opium
阿司匹林　aspirin

B

吡罗昔康　piroxicam
表面麻醉　surface anaesthesia
丙泊酚　propofol
布比卡因　bupivacaine
布桂嗪　bucinnazine
布洛芬　ibuprofen

C

肠外营养　parenteral nutrition,PN
肠内营养　enteral nutrition,EN

D

低温麻醉　hypothermal anesthesia
低氧血症　hypoxemia
丁卡因　tetracaine
度冷丁　dolantin
对乙酰氨基酚　acetaminophen

E

恩氟烷　enflurane
二氢埃托啡　dihydroetorphine

F

非甾体抗炎药　non-steroidal anti-inflammatory drugs, NSAIDs
分离麻醉　dissociative anesthesia
芬太尼　fentanyl

氟烷	halothane
复合麻醉	combined anesthesia

G

高敏反应	hypersusceptibility

J

急诊	emergency
基础麻醉	basal anesthesia
浸润麻醉	infiltration anesthesia
静脉麻醉	intravenous anesthesia
静脉营养	intravenous nutrition
局部浸润麻醉	local infiltration anesthesia
局部麻醉药	local anesthesia
解热镇痛抗炎药	antipyretic-analgesic and anti-inflammatory drugs

K

可待因	codeine

L

利多卡因	lidocaine
硫喷妥钠	pentothal sodium
罗哌卡因	ropivacaine
氯胺酮	ketamine
罗痛定	rotundine

M

麻醉	anesthesia
麻醉前给药	preanesthetic medication
麻醉乙醚	anesthetic ether
麻卡因	marcaine
美国麻醉医师协会	American Society of Anesthesiologists，ASA
吗啡	morphine
美沙酮	methadone
美罗昔康	meloxicam

N

纳洛酮	naloxone

纳曲酮	naltrexone
尼美舒利	nimesulide

P

普鲁卡因	procaine
哌替啶	pethidine
喷他佐辛	pentazocine
扑热息痛	paracetamol

Q

全营养混合液	total nutrients admixture,TNA
区域阻滞麻醉	regional block anesthesia
全身麻醉	general anesthesia
全身麻醉药	general anesthetics
曲马朵	tramadol

S

赛罗卡因	xylocaine
神经地西泮镇痛术	neuroleptanalgesia
神经阻滞麻醉	nerve block anesthetics
双氯芬酸	diclofenac

T

体重指数	body mass index,BMI

W

完全胃肠外营养	total parenteral nutrition ,TPN
无菌技术	aseptic technique
无菌区域	aseptic area

X

吸入麻醉	inhalation anesthesia
吸入性麻醉药	inhalational anesthetics

Y

营养	nutrition
营养评定	nutritional assessment
营养支持	nutritional support,NS

氧化亚氮	nitrous oxide
依替卡因	etidocaine
依托米酯	etomidate
异氟烷	isoflurane
硬膜外腔阻滞	epidural block
诱导麻醉	induction of anesthesia
吲哚美辛	indomethacin

Z

蛛网膜下隙阻滞	subarachnoid block
椎管内麻醉	intrathecal anesthesia
阻滞麻醉	conduction anesthesia
最小肺泡浓度	minimal alveolar concentration,MAC
镇痛药	analgesics

参考文献

1. 宋前流. 护理药物学[M]. 北京：人民军医出版社，2008
2. 杨宝峰. 药理学[M]. 7 版. 北京：人民卫生出版社，2003
3. 曹伟新，李乐之. 外科护理学[M]. 4 版. 北京：人民卫生出版社，2006
4. 李乐之，路潜. 外科护理学[M]. 5 版. 北京：人民卫生出版社，2012
5. 熊云新，叶国英. 外科护理学[M]. 3 版. 北京：人民卫生出版社，2014
6. 吴在德，吴肇汉. 外科学[M]. 7 版. 北京：人民卫生出版社，2007
7. 叶国英，胡建伟. 内外科护理[M]. 杭州：浙江大学出版社，2010
8. 熊云新. 外科护理学[M]. 2 版. 北京：人民卫生出版社，2005
9. 刘跃新，母传贤. 外科学[M]. 南京：江苏科学技术出版社，2012
10. 黄球学. 外科护理学[M]. 2 版. 上海：上海科学技术出版社，2011
11. 刘华平，梁涛. 内外科护理学：上册[M]. 北京：中国协和医科大学出版社，2011
12. 黄人健，李秀华. 外科护理学高级教程[M]. 北京：人民军医出版社，2012